W0072365

Simone Stein
Großmutters Schatztruhe

Simone Stein

Großmutters Schatztruhe

Bewährte Rezepte für Gesundheit,
Schönheit und Haushalt

Delphin Verlag

Die Tips in diesem Buch wollen nur mögliche Problemlösungen vorschlagen. Autor und Verlag können deshalb keinen absoluten Erfolg garantieren. Um Schaden zu vermeiden, raten wir zu Umsicht, vor allem mit feuergefährlichen Materialien. Bei schwerwiegenden Erkrankungen immer den Arzt konsultieren!

© 1988 Delphin Verlag GmbH
in der VEMAG Verlags- und Medien Aktiengesellschaft, Köln
Alle Rechte vorbehalten
Umschlag: Josef Blaumeiser
Gesamtherstellung: Delphin Verlag GmbH, Köln
ISBN 3.7735.5367.6

Inhaltsverzeichnis

Mit Omas Hausmitteln
fit durch den Alltag

»Wer Kraft entbehrt,
für den haben andere Schätze keinen Wert.«
Spruch um 1895

In unseren nostalgischen Träumen von der guten alten Zeit sehen wir Oma in der Gartenlaube sitzen, gute Luft einatmen und sich mit rosigem Gesicht über ihren Stickereirahmen beugen.

Nein, so war es nicht.

Oma mußte arbeiten. Ihr Tag begann morgens um fünf und endete spätabends. Ihr Alltag war kräfteraubend und ermüdend. Wie sollte es auch anders sein, wo es doch weder pflegeleichte Wäsche noch vollautomatische Waschmaschinen gab. Die »Technik« in der Küche beschränkte sich auf den Schneebesen und die Gemüsewiege. Dafür mußte der Fußboden täglich geschrubbt werden. Das Kochen war – ohne Tiefkühl- und Fertigkost – eine ermüdende Prozedur. Der wöchentliche Waschtag verlangte Oma das Letzte ab. Sie war mehr als wir darauf angewiesen, sich mit kleinen Tricks und Hausmitteln fit und gesund zu erhalten, um ihr tägliches Arbeitspensum bewältigen zu können...

Tips gegen Schlaflosigkeit

Den notwendigen, erholsamen Schlaf müssen Sie sich nicht mit gefährlichen Tabletten erkaufen. Hier sind acht wertvolle Tips, mit denen man schon anno dazumal das Schlafzentrum überlistete...

● Berücksichtigen Sie bei der Planung Ihres Schlafzimmers Ihre Schlaflage: Erwiesenermaßen schläft jeder Mensch besser, wenn der Kopf zur Nordseite liegt. Ist das nicht möglich, sollte man mit dem Kopf Richtung Osten liegen.

● Haben Sie schon überlegt, daß Ihnen die nötige »Bettschwere« vielleicht deshalb fehlt, weil Sie körperlich zuwenig durchgearbeitet sind? Unsere Vorfahren mußten noch hart zupacken – wir haben nicht einmal die Möglichkeit, uns beim Holzhacken auszutoben. Ein Abendspaziergang von mindestens (!) einer halben Stunde verschafft Ihnen aber jene angenehme körperliche Müdigkeit, durch die man gut und schnell einschlafen kann. Noch etwas: Prüfen sie, ob Sie nicht zu früh (zu spät) ins Bett gehen. Die richtige, individuelle Einschlafzeit fördert die Schlaffähigkeit.

● Ein heißer Tip für alle, die zu kalten Füßen neigen und kuschelige

Wärme lieben: Legen Sie sich zum Einschlafen eine Wärmflasche zu Ihren Füßen. Die wohlige, von unten ansteigende Wärme wirkt entspannend, beruhigend und erleichtert das Einschlafen. Übrigens: Mit kalten Füßen kann man gar nicht einschlafen! Ein kalter Körperteil wirkt auf den Organismus wie eine Alarmanlage, die ihn ständig wach hält.

- Auch das ist eine wirksame Einschlafhilfe: Lauwarm (ca. zwanzig Grad) duschen, das Wasser vom Körper nur abstreifen, sofort in den Schlafanzug und ab ins Bett! Die Wirkung dieser Anwendung wird noch verstärkt, wenn man über die nassen Füße Wollsocken zieht.

- Wenn Sie abends gerne ein Gläschen trinken, dann sollten Sie bedenken, daß Rotwein und Starkbier das Einschlafen unterstützen!

- Alt, aber gut: Das Schlummerbad. Füllen Sie einen Strumpf mit zwei Handvoll Lindenblüten und knüpfen Sie das Päckchen zu. Lassen Sie ein Bad mit etwa vierzig Grad ein und geben Sie die Blütenpackung von Anfang an dazu. Wenn das Wasser auf etwa 36 bis 37 Grad abgekühlt ist, haben sich die beruhigenden Stoffe der Lindenblüten entfaltet. Bleiben Sie etwa fünfzehn bis zwanzig Minuten entspannt in der Wanne liegen. Wenn es zu kalt wird, Wasser zulaufen lassen! Rubbeln Sie den Körper mit der Blütenpackung ab. Nicht mehr nachduschen, nur leicht abtrocknen und gleich ins Bett.

- Inspizieren Sie doch einmal Ihr Bett und Ihr Schlafzimmer! Viele Schlafstörungen sind einfach nur darauf zurückzuführen, daß die Voraussetzungen für einen erquickenden Schlaf gar nicht gegeben sind. So müssen zum Beispiel Decke und Kissen atmungsaktiv sein. Moderne Textilien sind sicher pflegeleicht, aber die Naturfasern der guten alten Zeit waren wohltuender und gesünder. Das Schlafzimmer darf auch nicht zu warm sein (nicht über fünfzehn Grad Celsius). Wenn abends das Zimmer trotz Lüftens noch immer zu warm ist, tauchen Sie vor dem Schlafengehen die Handgelenke in kaltes Wasser. Die Matratze muß fest genug sein, um das Rückgrat zu stützen. Wenn es Ihnen schwerfällt, entspannt zu liegen, schieben Sie kleine, weiche Kissen unter jene Körperteile, in denen Sie nervöse Unruhe fühlen. Beseitigen Sie alle äußeren Störfaktoren (Licht, Lärm usw.)

● Ganz wichtig: Bei ausbleibendem Schlaf dürfen Sie sich nicht ruhelos im Bett herumwälzen! Wenn Sie eine halbe Stunde lang keinen Schlaf gefunden haben, ist es besser, etwas zu unternehmen. Zum Beispiel im Zimmer auf- und abgehen. Das Bett währenddessen zudecken, damit es warm bleibt. Sehr oft vermittelt dann die vertraute, warme Schlafstelle so viel Geborgenheit und Entspannung, daß man endlich problemlos einschläft.

Entspannung am Bügelbrett

Zweimal täglich fünf Minuten am Bügelbrett – dieses Entspannungs- und Schönheitsrezept verjüngte schon vor hundert Jahren die Frauen. Man baut sich einfach mit einem Bügelbrett eine »schiefe Ebene«, indem man auf einer Seite einige Bücher oder ein kleines Kistchen unterlegt. Es genügt, wenn die erhöhte Seite 25 bis 30 cm vom Boden entfernt ist.

Und nun legen Sie sich mit dem Kopf nach unten (!) auf dieses »Entspannungsgerät« – ohne Kopfkissen und ohne Decke. Das schiefe Brett erfüllt mehrere Aufgaben:
1. Die Wirbelsäule wird gestreckt.
2. Die Haltung wird verbessert.
3. Die Wirbelverbindungen können sich entspannen – als Nebeneffekt wird man Rücken- oder Kreuzschmerzen los!
4. Die Tieflage des Kopfes entlastet den Kreislauf. Mußte bisher das Blut immer aus den Beinen heraufgepumpt werden, fließt es jetzt ohne Schwierigkeiten aus der unteren in die obere Körperhälfte.
5. Die Hautgefäße werden besser durchblutet, die Gesichtsfarbe wird frischer, Ermüdungsfältchen werden »ausgebügelt«...

Ein Klistier ist besser als chemische Abführmittel

Unsere Oma in Ehren – aber das Klistier ist nicht ihre Erfindung. Wir haben ihr allerdings zu verdanken, daß der »Einlauf« nicht in Vergessenheit geriet.

Wußten Sie, daß das »Klistieren« schon seit Menschengedenken bekannt ist?

Von Einläufen berichtet schon Hippokrates! König Ludwig XII. wurden in einem Jahr nicht weniger als 212 Reinigungsklistiere verabreicht. Am Hof Ludwig XIV. war das Klistieren so beliebt, daß man es sogar während Theateraufführungen praktizierte. Die chemischen Abführmittel der Gegenwart verdrängten den »Einlauf«, den auch Oma gerne praktizierte. Erst jetzt, da man über die gefährlichen Nebenwirkungen der Laxative Bescheid weiß, wurde das Klistier wieder populär.

In den meisten Fällen wendet man einen Einlauf an, um den Darm zu entleeren (man kann aber auch dem Körper mit der Einlaufflüssigkeit Nähr- und Arzneimittel zuführen). Zu Entleerungseinläufen braucht man ein Einlaufgerät (in Apotheken und Drogerien erhältlich) und ein bis zwei Liter körperwarmes Wasser. Der Einlaufflüssigkeit können Kamille, Zinnkraut oder spurenweise Kochsalz zugefügt werden. Während des Einlaufes liegt man in Seitenlage mit angezogenen Knien. Das Ansatzrohr wird etwas eingefettet und sanft in den Mastdarm eingeführt. Das Einlaufgerät (Irrigator) muß hoch genug hängen, damit die Flüssigkeit durch den Falldruck bis zum Enddarm gelangt. Hier werden dann die Kotmassen erweicht und der Enddarm entleert.

Wenn Sie einen labilen Kreislauf oder niedrigen Blutdruck haben, dürfen Sie Einläufe nur ganz langsam durchführen, da es sonst zu einem Kollaps kommen kann. Die Einlaufstärke regeln Sie durch eine Höhenverschiebung des Gerätes und durch Einstellen des Tropfenreglers.

Übrigens: Ein Entleerungseinlauf hilft nicht nur bei Stuhlverstopfung, sondern auch dann, wenn der Darm rasch von Giftstoffen (zum Beispiel von verdorbenen Lebensmitteln oder von Stoffwechselschlakken) befreit werden soll!

Billig, praktisch, vielseitig:
Die Wärmflasche

Der gute alte wassergefüllte »Thermophor« kam wieder zu seinen verdienten Ehren. Oma schwor auf feuchte Wärme! Wenn Sie die Wohltaten einer Wärmflasche erst mal zu spüren bekommen, tun Sie es auch.

Die Gummiflasche wird mit fünfzig bis sechzig Grad Celsius heißem Wasser gefüllt und die Luft herausgestrichen. Dann schlagen Sie die Wärmflasche in ein feuchtes und dann in ein trockenes Tuch. Dieser »Dunst-Thermophor« bewährt sich bei fast sämtlichen Unterleibsleiden (Eierstock-, Eileiter-, Gebärmutter-, Blasen- und Harnröhrenentzündungen), bei Darmkatarrh, Leberleiden und bei jeder Form von Krämpfen.

Feuchte Wärme hat eine größere Tiefenwirkung und es erfolgt eine vermehrte Durchblutung des erkrankten Organes. Dadurch wird der Heilungsprozeß beschleunigt und Schmerzen werden prompt beseitigt oder zumindest gelindert.

Zu empfehlen ist eine langfristige (tägliche) Anwendung eines Dunst-Thermophors, wenn eine Unterleibsentzündung bestand und medikamentös behandelt wurde. Die kurmäßig angewandte, feuchte Wärme heilt restliche, kleine Entzündungsherde aus und verhindert die gefürchteten Verwachsungen.

Bei einem Darmkatarrh beruhigt der Dunst-Thermophor den entzündeten Darm und löst Verkrampfungen. Auch nach einer überstandenen Lebererkrankung und bei chronischen Leberfunktionsstörungen ist eine tägliche Dunst-Thermophor-Kur angebracht.

Übrigens: Die Dunst-Wärmflasche ist auch eine hervorragende Einschlafhilfe! Anstatt ein Schlafmittel zu schlucken, sollten Sie sich das nächste Mal eine Dunst-Wärmflasche zu Ihren Füßen legen. Sie werden staunen, wie rasch und problemlos Sie damit einschlafen können.

Wenn Sie zu Blutdruckschwankungen, zu hohem Blutdruck und zu Kopfschmerzen neigen, sollten Sie sich gleichzeitig einen kühlen Kopfturban machen. Dazu legt man sich ein Handtuch, das in kaltes

Wasser getaucht und ausgewrungen wurde, turbanartig um den Kopf. Sie verhindern damit zu starken Blutandrang im Kopf und fördern gleichzeitig, daß sich die feinen Haargefäße der Haut dort mit Blut füllen, wo der Thermophor liegt. Durch diese kräftige Ableitung des Blutes wird auch das Herz in seiner Tätigkeit entlastet.

Essigwasser bringt den Kreislauf in Schwung

Mit einer handfesten Essigwasser-Waschung wurde schon Urgroßmutters Kreislauf in Schwung gebracht, wenn ihr Mieder mal zu eng geschnürt war. Heute erinnern wir uns wieder voller Dankbarkeit dieser Waschungen. Ärzte empfehlen sie sogar zur Abhärtung und zur Anregung des Kreislaufes.

Für eine Essigwasser-Waschung brauchen Sie ein Frottier-Handtuch, Haushaltsessig und kaltes Wasser. Füllen Sie ein Drittel Essig und zwei Drittel kaltes Wasser in einen Eimer oder in das Waschbecken. Achtung: Je kälter das Wasser ist, desto größer ist die Wirkung der Waschung. Sie können später dem Wasser Eiswürfel zusetzen! Das Handtuch wird in das Essigwasser getaucht und anschließend so gut ausgewrungen, daß es nicht mehr tropft. Jetzt beginnen Sie, den Körper ohne Druck oder Reibung abzuwaschen. Immer Richtung Herz – zuerst der rechte Arm und die Schulter, dann der Hals, der Oberkörper, der linke Arm, der Unterkörper, linker Fuß, zurück über den Bauch, rechtes Bein und Fuß. Weniger wichtig als die Reihenfolge ist die Richtung: Immer in Richtung Herz streichen!

Kranken tut eine Essigwasser-Waschung besonders gut. Sie regt nämlich nicht nur den Kreislauf an, sondern fördert auch den Hautstoffwechsel und stärkt die Abwehrkraft. Achtung: Gesunde dürfen die Haut durch ein Luftbad trocknen lassen (das macht fit und schützt besonders im Herbst vor Erkältungskrankheiten!). Kranke müssen nach der Waschung sofort abgetrocknet und angekleidet werden. Den Überlieferungen folgend verpaßte Oma einem Kranken zweimal wöchentlich eine Essigwasser-Waschung, die nicht länger als drei Minuten dauerte. Für Gesunde gilt: Nach der Waschung nicht abtrocknen! Bei geöffnetem Fenster tief aus- und einatmen. Da der Essig die Poren öffnet, wird die Hautatmung aktiviert! Zum bewährten Einschlafmittel wird die Essigwasser-Waschung, wenn sie abends durchgeführt wird. Das Wesentliche dabei ist dann, daß die Fußsohlen kräftig mit Essigwasser benetzt und vor dem Zubettgehen nicht abgetrocknet werden.

Fünf wirksame Hausmittel gegen Kopfschmerzen

Jeder vierte Mensch leidet an chronischen Kopfschmerzen. Fast niemand geht deswegen zum Arzt – die meisten schlucken einfach ein schmerzstillendes Medikament. Dabei ist der gefährliche Griff zur Chemie oft gar nicht notwendig. Versuchen Sie bei der nächsten Schmerzattacke doch mal eines dieser fünf wirksamen, aber harmlosen Hausmittel:

● Wenn Sie meinen, daß Ihre Kopfschmerzen von Wetterfühligkeit herrühren, sollten Sie mehr Salz, mehr Wasser und mehr Zucker zu sich nehmen.
Kopfschmerzen, an denen das Wetter schuld ist, lassen sich mit denselben Mitteln vertreiben, mit denen man auch einem Kater zuleibe rückt!
● Sowohl bei migräneartigen Kopfschmerzen (Gefäßkrämpfe) als auch bei Kopfschmerzen, die durch Verspannung der Halswirbelsäule entstehen, wirkt Entspannung wahre Wunder. Der Grund: Sie ist das natürliche Gegenteil von Verkrampfung. Es gibt unzählige Arten, sich zu entspannen – jeder Mensch hat seine bevorzugte. Für den einen ist es ein lauwarmes Bad, für den anderen ein Zehn-Minuten-Nickerchen im abgedunkelten Zimmer. Versuchen Sie es doch mal mit Ihrer persönlichen Entspannungsmethode.
● Auch Koffein wirkt entkrampfend auf die verengten Gefäße im Gehirn! Machen Sie sich einfach eine Tasse starken Kaffee und trinken Sie ihn heiß und schluckweise.
● Durch Wechselfußbäder und Trockenbürsten (immer dem Herzen zu) entspannt sich das Gefäßsystem, und die veränderten

Blutgefäße im Gehirn nehmen wieder ihre natürliche Größe und Gestalt an – der Kopfschmerz hört auf.

● Ein ansteigendes Fußbad kann Kopfschmerzen schlagartig vertreiben: Stellen Sie sich mit warmen Beinen bis etwa Wadenmitte in körperwarmes (37°) Wasser. Langsam heißes Wasser zulaufen lassen. Wenn kein Thermometer zur Wasserregelung vorhanden ist, einen Eimer heißes Wasser langsam zugießen. Die Wirkung wird durch einen Eßlöffel Senfpulver intensiviert.

Gesundheit aus der Wanne

Natürliche Badezusätze erfreuten mit ihrem Duft schon Nase, Augen und Haut unserer Urgroßmütter. Doch die Badezusätze, die man in Bottiche und Zuber gab, können noch mehr: Ihre Wirkstoffe dringen durch die Poren in den Körper ein und kurieren Alltagsleiden, wie Nervosität und Abgespanntheit, aber auch rheumatische, kreislaufbedingte Störungen und Hautleiden.

Heublumen gegen Entzündungen

Dieses Gemisch aus getrockneten Blüten, Blütenstaub, Samen und kleinen Blattresten regt den Kreislauf an und wirkt schweißtreibend. Darüber hinaus hilft es bei entzündlichen Erkrankungen, Rheuma und Gelenkbeschwerden. Falls Sie die Möglichkeit haben, sich die Grundsubstanz direkt vom Bauernhof zu holen, tun Sie es. Aber heben Sie die Pflanzenteile nicht länger als ein Jahr auf, sonst geht ihre Heilkraft verloren. Für ein Vollbad brauchen Sie zwei Kilo Heublumen, die Sie kurz in Wasser aufkochen und eine Viertelstunde zugedeckt ziehen lassen. Dann fügen Sie den Sud dem Badewasser zu. Denken Sie an den Abkühlungseffekt und temperieren Sie das Wasser entsprechend.

Fichtennadel, Kamille zur Entspannung

Diese beiden Zusätze eignen sich besser für Abendbäder. Gerade bei Fichtennadelprodukten gibt es eine Vielzahl an Angeboten. Zur

Faustregel sollten Sie sich machen, nur qualitativ wertvolle Kurmittel zu verwenden. Wenn Sie es wie Oma halten wollen, brauchen Sie ein Kilo Fichtenzweige, die Sie mit Wasser abkochen und ins Vollbad abseihen. Kamille wirkt nicht nur beruhigend und krampflösend (besonders bei Frauenleiden), sondern hilft auch bei Hautentzündungen. Sie zählt zu den wissenschaftlich am besten erprobten Heilpflanzen. Einen Absud bereitet man, indem man ein halbes Kilo Kamille in fünf Litern Wasser aufkocht und zehn Minuten ziehen läßt.

Zinnkraut zur Heilung

Unsere Großmütter wußten die heilende Wirkung dieses bei Hobbygärtnern so unbeliebten Unkrautes mit Recht zu schätzen: Durch den hohen Kieselsäuregehalt empfehlen sich Zinnkraut-Bäder besonders bei Blasen- und Nierenreizungen, Wasserstauungen, Stoffwechselstörungen, aber auch bei Hautkrankheiten.

Mandelöl für die Verdauungsorgane und für die Schönheit

Das Wort Mandelöl klingt schon vielversprechend sanft. Leisten Sie sich diesen kleinen Luxus ruhig öfter zur kosmetischen Behandlung Ihrer Haut. Wenn Sie sich diesen Extrakt ins Vollbad geben, freut sich Ihre Haut und Sie erzielen gleichzeitig auch noch eine beruhigende Wirkung auf die Verdauungsorgane.

Fünf Tips für Schönheits- und Kurbäder

● Wenn Sie Badezusätze selbst herstellen wollen, kaufen Sie nicht zu große Mengen auf einmal.
● Reste bewahrt man am besten in luftdicht verschließbaren Gläsern auf. Auf einem Bord im Badezimmer sehen diese Gefäße übrigens sehr dekorativ aus.
● Nehmen sie sich für das Bad fünfzehn bis zwanzig Minuten Zeit. Entspannungs-, Erfrischungs- und Schönheitsbäder tun auch bei einmaliger Anwendung ihre Wirkung.
● Wer ein Leiden kurieren will, muß zumindest jeden zweiten Tag baden und insgesamt zwanzig Bäder nehmen.

● Springen Sie nicht gleich von der Wanne in die Kleider. Gönnen Sie sich noch eine Viertelstunde Bettruhe. Während dieser »Siesta« können die Wirkstoffe durch die erhöhte Hautaktivität und stärkere Durchblutung besser an erkrankte Organe gelangen.

Machen Sie Ihr Badezimmer zur Kneippanstalt

Hinter der nüchternen chemischen Formel »H_2O« verbirgt sich ein wichtiges Lebenselement: Wasser. Ausgrabungen des römischen Altertums und altgriechische Vasenbilder zeigen, daß schon damals Wasser zu Heilzwecken verwendet wurde. Sogar auf Keilschrifttafeln, die aus dem Jahre 3600 vor Christi stammen, wurde bereits die Heilkraft des Wassers verherrlicht.

Der »Wasserdoktor« Sebastian Kneipp, der 1897 starb, ist einer der großen naturheilkundlichen Klassiker, dessen unangefochtenes Verdienst es ist, die Wasserbehandlung populär gemacht zu haben – doch »entdeckt« hat Kneipp sie nicht. Kneipp hat die Wasserbehandlung erneuert und erweitert. Mehr als hundert »Kneipp-Anwendungen« haben den Pfarrer aus Bad Wörishofen weltberühmt gemacht. Kneipp selbst kam zur Wasserheilkunde, weil er als junger Priester wegen seiner Lungenblutungen von den Ärzten als »hoffnungsloser Fall« aufgegeben wurde. Zufällig stieß er auf ein Buch des schlesischen Stadtarztes Dr. Sigmund Hahn. Kneipp machte die empfohlenen Anwendungen und siehe da, er wurde gesund. Das war natürlich Grund genug für ihn, diese bewährten Rezepte unters Volk zu bringen. Sebastian Kneipps »Praxis« als Wasserdoktor florierte prächtig. Um der Anklage wegen Kurpfuscherei zu entgehen, arbeitete Kneipp immer mit angesehenen Ärzten zusammen, die während der Sprechstunden neben ihm saßen und außerdem alle seine schriftstellerischen Arbeiten überprüften.

Der Pfarrer aus Wörishofen entwickelte dann die Wasserkuren, die schon zu Großmutters Zeiten einen Ruhm erlangten, den sich der Sohn eines Webers nie hätte träumen lassen.

»Kneippen« heißt nicht »planschen«!

Der Grundgedanke des urwüchsigen Schwaben ist ebenso bestechend wie effektvoll: Die körpereigene Widerstandskraft muß gezielt
angeregt und gestärkt werden, um einerseits mit bestehenden Krankheiten fertig zu werden und andererseits gegen Erkrankungen nicht
so anfällig zu sein. Das ideale Mittel dazu fand Sebastian Kneipp im
kalten Wasser:

Das Haargefäßnetz der Haut hat die Fähigkeit, bis zu einem Drittel
der Gesamtblutmenge unseres Körpers aufzunehmen und auch wieder abzugeben. Deshalb sind der Angriffspunkt und das System der
Kaltwasseranwendungen nach Sebastian Kneipp so wesentlich: Je
nach der Art der Wassereinwirkung verengen oder erweitern sich die
Hautgefäße und verändern dadurch tiefgehend den Blutkreislauf.
(Das ist auch die Erklärung für die eindrucksvolle, anregende und ak-
tivierende Wirkung der Kneippschen Anwendungen.) Außerdem
übt gezielt eingesetztes Wasser auf Grund seines spezifischen Ge-
wichts einen Druck auf das Unterhautgewebe und sogar auf die im
Körperinneren liegenden Organe aus – auch dadurch kommt es zu
besserer Durchblutung und infolgedessen zu Heilungsprozessen.
Noch etwas: Kaltes Wasser kurbelt die Wärmebildung des Organismus gewaltig an. Dort, wo das kalte Wasser auftrifft, wird durch den
erhöhten Blutzufluß Wärme erzeugt. Da Wärme immer heilend
wirkt, können auch auf diese Weise sogar Erkrankungen ausgeheilt
oder zumindest gelindert werden, die jeder medikamentösen Behandlung trotzen. Kein Wunder also, daß es nicht gleichgültig ist, in
welcher Form man kaltes Wasser anwendet.

In kaltem Wasser planschen, heißt auf keinen Fall kneippen!

Wer nun meint, Sebastian Kneipp habe nur Kaltwasseranwendungen entwickelt, irrt. Der »Wasserdoktor« führte auch warme und
heiße Anwendungen, sowie Dampf in seine Behandlungen ein – einer der Hauptgründe dafür, daß die Kneippsche Lehre mit Hilfe von
Omas Mundpropaganda weltberühmt wurde. Kaltwasseranwendungen propagierte nämlich bereits vor Kneipp der Bauer Vinzenz Prießnitz. Sebastian Kneipp baute auf dessen bereits bestehenden Kennt-

nissen über Kaltwasseranwendungen auf. Außerdem erkannte er, daß sich die Wirkung des kalten Wassers erhöht, wenn man immer andere Körperteile damit reizt. Alle Kneippschen Güsse, Wickel und auch das Wassertreten sind auf diesem System aufgebaut.

Die Kneippschen Güsse

stellen die mildeste Form der Wasserkuren dar. Kneipp selbst sagte über sie, daß sich damit »der Kältereiz in den Körper einschleichen kann«. Durchgeführt wird ein Guß mit kaltem Wasser und einem druckschwachen Strahl aus einem Schlauch (Brausekopf abschrauben) oder einer Gießkanne. Genauso wie Oma es schon praktizierte! Der Guß muß immer dann beendet werden, wenn die Reaktion – sie zeigt sich durch eine Rötung der Haut – eingetreten ist. Wichtig: Der Raum, in dem Sie kneippen, darf weder zu heiß noch unterkühlt sein!

Der Gesichtsguß

hilft bei Ermüdung und Kopfschmerzen und strafft erschlaffte Haut. Beginnen Sie mit einem schwachen Wasserstrahl unter der rechten Schläfe. Umkreisen Sie langsam das Gesicht von rechts nach links, über die Stirn zum Kinn. Beschließen Sie den Gesichtsguß mit einer durchgehenden ovalen Begießung.

Der Kniguß

dient zur Kräftigung der Konstitution und des Urogenitaltraktes (Hämorrhoiden, schwache Blase, Dickdarmkatarrh), zur Linderung von Entzündungen der Haut und der Venen und hilft bei Krampfadern.

Beginnen Sie den Guß hinten am rechten Fuß und gießen Sie dann von den Zehen dreimal hin und zurück. Dann gehen Sie mit dem Strahl die Wade aufwärts bis zur Kniekehle und bleiben hier etwa zehn Sekunden. Jetzt führen Sie den Strahl langsam auf der Innenseite des Unterschenkels bis zur Ferse zurück. Am linken Fuß gehen Sie in derselben Form bis zur Kniekehle. Zehn Sekunden verweilen. Auf die rechte Kniekehle wechseln und dann wieder links an der Innenseite bis zur Ferse zurück. Anschließend führen Sie den Guß seitlich des Schienbeines bis zur Kniescheibe. Denken Sie daran: Jeder Guß muß sofort weiter geführt werden, wenn sich die Haut rötet! Nach dem Kniegluß trocknen Sie sich nicht ab und ziehen sich statt dessen wollene Socken über.

Der Armguß

gilt als probates Erfrischungs- und Stärkungsmittel. Man kann ihn ebenso exakt durchführen wie den Kniegluß, aber gerade hier ist eine lässigere Handhabung gestattet, die trotzdem denselben Effekt hat: Halten Sie einfach beide Unterarme eine Minute lang im vollen Waschbecken unter den laufenden Wasserhahn! Wie bei einer anderen Wasseranwendung tritt die Erfrischung und Anregung augenblicklich ein.

Das Wechselfußbad

ist ein bewährtes Training für die Arterien, stärkt den Kreislauf, hilft bei Nervosität und härtet ab. Sie brauchen dazu zwei Fußwannen (im Notfall tun es auch zwei Eimer). Eine Wanne wird mit 36 bis 38 Grad warmem, die andere mit kaltem Wasser (ca. 15 Grad) gefüllt. Stecken Sie die Beine zuerst drei bis fünf Minuten ins warme Wasser, dann zehn Sekunden ins kalte, dann wieder ins warme Wasser. Insgesamt zweimal warm, zweimal kalt. Das Wasser muß etwas über die Mitte der Wade reichen.

Wassertreten macht fit und gesund

Obwohl das Tau- und Wassertreten schon im Altertum bekannt war, erlebte es zu Großmutters Zeiten eine Renaissance sondergleichen. Kein Wunder: In der »guten alten Zeit« gab es nicht so viele Möglichkeiten, sich fit und gesund zu erhalten. Wasser war dazu das Mittel der Wahl: Es war billig und in Hülle und Fülle vorhanden.

Etwas Gleichwertiges wie Tautreten kann jeder haben – auch wenn keine taufrische Wiese zur Verfügung steht. Denselben Effekt wie beim Tau- oder Schneetreten haben Sie nämlich auch beim Wassertreten in der Badewanne: Eine kräftige Durchblutungssteigerung und allgemeine Abhärtung.

Das Wassertreten

Füllen Sie die Badewanne bis zur Wadenmitte mit kaltem Wasser. Dann steigen Sie mit warmen (!) Füßen in die Wanne und spazieren im »Storchenschritt« auf und ab. Durch den Storchenschritt, bei dem jeweils ein Bein so hochgehoben wird, daß Luft über die Fußsohle streichen kann, wird immer wieder vermehrt Blut an die Fußsohlen geführt.

Die hydrostatische Wirkung des Wassers einerseits, der Kältereiz andererseits und der kurzfristige Kontakt des nassen Fußes mit der Luft bewirken ein natürliches Gefäßtraining. Dies hat nicht nur eine allgemein kräftigende Wirkung, es bessert auch Erkrankungen, die auf Durchblutungsstörungen zurückzuführen sind. Außerdem ist Wassertreten nicht nur eine hervorragende Methode zur Kreislaufanregung, sondern auch ein gutes Einschlafmittel und eine wertvolle Hilfe bei Durchblutungsstörungen der Beine!

Das Wassertreten kann von einer auf drei bis vier Minuten gesteigert werden. Wichtig ist, daß Sie anschließend über die noch nassen Füße Wollsocken ziehen und so lange umhergehen, bis Sie ein wohliges Wärmegefühl in den Füßen spüren.

Zum Tautreten brauchen Sie leider eine nasse Wiese. Wenn Sie nicht das Glück haben, einen Garten zu besitzen, müssen Sie mit dem Wassertreten in der Wanne vorliebnehmen. Schneetreten ist schon leichter zu verwirklichen: Frisch gefallener Schnee, der auf dem Balkon liegenbleibt, reicht völlig aus, um auf Großmutters Gesundheitspfaden zu wandeln. Sowohl beim Tautreten als auch beim Schneetreten genügt es, ein bis zwei Minuten lang im Stand zu laufen oder im schnellen Schritt (natürlich barfuß) zu gehen. Die Fußsohlen sollen dabei kräftig vom Boden abgehoben werden, damit sie ausreichend mit der Luft in Berührung kommen. Diese einfache Maßnahme hat geradezu unfaßbare Wirkungen: Es wird die Durchblutung in den Extremitäten angeregt und auch chronische Kopfschmerzen, Darmträgheit und Blähungen können damit zum Verschwinden gebracht werden. Durch die Stoffwechselsteigerung werden außerdem Giftstoffe besser ausgeschieden, und die Widerstandskraft gegenüber Infektionen wird gestärkt.

Wasser ist das beste Hausmittel der Welt

Ahnten Sie, daß das simple Wassertrinken, das man so oft am Tag gedankenlos tut, ein besonders wertvolles Heilmittel sein kann? Auch wenn Oma fröhlich sang »Wasser-ist-zum-Waschen-da, Fallerie-und-Fallera«, nahm sie den Schlager-Kalauer nicht wörtlich. Im Gegenteil. Sie wußte ein Schlückchen Wasser als Hausmittel gegen die verschiedensten Beschwerden zu schätzen.

Inzwischen können Mediziner den therapeutischen Wert des Wassertrinkens bestätigen:

Bei Austrocknung

Menschen über 45 sollten mindestens einen Liter Wasser täglich trinken, um der physiologischen Austrocknung entgegenzuwirken, die durch den Alterungsprozeß entsteht.

Bei Darmträgheit

Ein Glas lauwarmes Wasser am Morgen, schluckweise getrunken, bringt die Verdauung in Schwung. Auch Menschen, die unter hartem Stuhl leiden, sollten ausreichend Wasser trinken: Dreimal täglich ein Glas lauwarmes Wasser!

Bei Fieber

Die wichtigste Maßnahme bei Fiebernden besteht darin, den Organismus mit Flüssigkeitszufuhr vor Austrocknung zu bewahren. Der Durst fiebernder Menschen ist das natürliche Verlangen danach, den durch das Fieber entstandenen Flüssigkeitsverlust wieder auszugleichen. Obstsäfte oder Milch sind deshalb nicht angebracht. Nur Wasser enthält alle jene Mineralstoffe und Salze, die der Körper braucht! Sie wissen ja: Der Mensch besteht zu siebzig Prozent aus Wasser, und Fieber verursacht eine gefährliche Austrocknung.

Bei Übelkeit

beruhigt ein Glas kaltes Wasser die rebellierenden Magennerven.

Bei Magenschmerzen

wirkt ein Eßlöffel Wasser in Zimmertemperatur, halbstündlich eingenommen, schmerzlindernd.

Bei starken Hungergefühlen

kann man mit Wasser bis zur nächsten Mahlzeit über die Runden kommen.

Bei Harnwegsinfektionen

muß natürlich mit Medikamenten behandelt werden. Gleichzeitig ist es aber wichtig, die Nieren und den Urogenitaltrakt kräftig durchzuspülen, damit die krankmachenden Bakterien möglichst schnell wieder ausgeschieden werden können. Mit reichlichem Wassertrinken ist dieser natürliche Reinigungsprozeß möglich. Außerdem verhindert ausreichende Wasserzufuhr, daß sich Harn und Bakterien konzentrieren und dadurch Infektionen begünstigt werden.

Bei starkem Schwitzen

muß durch Wassertrinken jener Verlust an Mineralstoffen und -salzen ersetzt werden, die mit dem Schweiß ausgeschieden wurden. Geschieht das nicht, kommt es zu unangenehmen Erscheinungen, wie zum Beispiel Muskelkrämpfen, die auf Kaliumverlust zurückzuführen sind.

Abhärtung ist die beste Krankenversicherung

Die robuste Gesundheit unserer Vorfahren war einem der ältesten und effektvollsten Hausmittel zu verdanken: Der Abhärtung. Eine mühsame Angelegenheit? Wirklich nicht! Mit ein wenig gutem Willen können Sie sich diese verläßliche und unschlagbare Krankenversicherung ohne viel Aufwand selbst verschaffen.

Was die Abhärtung anbelangt, kann kein Medikament dem Wasser das Wasser reichen. Obwohl in den letzten Jahren viel Wasser die Flüsse hinabgeflossen ist, bleibt das Renommierstück der Wasserheilkunde unangefochten: Die abschließende, kalte Dusche...

Das Prinzip dieser Abhärtungsmaßnahme ist ebenso einfach wie bestechend. Durch wechselnde Temperaturreize wird der Körper auf plötzliche Abkühlung vorbereitet. Tritt dann der Ernstfall ein und Viren überfallen bei Unterkühlung eine Schwachstelle des Körpers, kann der Organismus mehr Blut mit Gegenstoffen zu der Gefahrenstelle leiten und so den Gesundheitskillern den Garaus machen.

Die wichtigsten drei Regeln der Abhärtung:

- Abhärtung bringt Ihnen nur dann etwas, wenn Sie sich im gesunden Zustand dazu entschließen! Bei bereits bestehenden, chronischen Entzündungen und Infektionen sind Abhärtungsmaßnahmen nicht nur sinnlos, sondern sogar gefährlich.
- Ersparen Sie sich einzelne, sporadische Abhärtungsmaßnahmen. Der Organismus kann nur dann genügend Widerstandskraft aufbauen, wenn die Anwendungen gleichmäßig wiederholt werden.
- Nichts übertreiben! Sie werden nicht »härter im Nehmen«, bloß weil Sie minutenlang unter der eiskalten Dusche ausharren.

Jetzt ans praktische Einmaleins der Abhärtung. Denken Sie daran, daß jeder Kältereiz nur dann den Zweck des Gefäßtrainings erfüllen kann, wenn er auf eine warme (!) Haut trifft. Das heißt, daß Sie vor jeder Kaltwasseranwendung erstmal ausgiebig warm duschen oder baden müssen. Auch das Badezimmer soll angenehm temperiert sein. Für Großmutter war die abhärtende Kaltwasseranwendung denkbar einfach: Sie goß einen Eimer kaltes Wasser über ihren Körper. Heute besteht die effektvollste Kaltwasseranwendung im abschließenden kalten Duschen nach jedem Bad. Diese Kaltdusche sollte zu Ihrem täglichen Abhärtungsprogramm gehören und möglichst am Morgen durchgeführt werden. Ihr Körper reagiert dann besonders intensiv. Wichtig: Der kalte Strahl soll nicht direkt auf die Nackenzone treffen. Am besten, Sie duschen sich mit der Handbrause oder einem Schlauch kalt ab. Führen Sie den Strahl vom rechten Fuß über den Unter- und Oberschenkel bis zur Hüfte und zum Gesäß. Dann von der rechten Hand ausgehend über den Arm kreisend bis zur Brust. Dasselbe wiederholen Sie auf der linken Körperhälfte. Anschließend fest abtrocknen. Ein rauhes Frotteehandtuch – Oma hatte keinen Weichspüler! – fördert noch zusätzlich die Hautdurchblutung.

Sohn oder Tochter nach Wunsch

Auch früher wollten es die Frauen nicht dem Zufall überlassen, ob ihr Wunschkind ein Sohn oder eine Tochter wird. Sie wußten, daß es davon abhängt, wie »sauer« bzw. alkalisch das Scheidenmilieu ist, wenn man einen Sohn oder eine Tochter zeugen will.

Die Frage, ob ein Junge oder ein Mädchen gezeugt wird, hängt davon ab, ob ein Samenfaden mit einem X- oder mit einem Y-Chromosom die weibliche Eizelle erreicht. Gelangt ein Samenfaden mit einem Y-Chromosom als erster zur weiblichen Eizelle, wird ein Junge geboren. Schafft ein Samenfaden mit einem X-Chromosom das Rennen, dürfen sich die Eltern auf ein Mädchen freuen.

Wer als erster das Ziel – die weibliche Eizelle – erreicht, hängt von mehreren Faktoren ab. Die X-Samenfäden haben langsame Bewegungen, aber eine längere Lebensdauer. Die Y-Samenfäden sind schneller, aber kurzlebiger als die X-Samenfäden. Auch in ihrer Reaktion auf das Scheidenmilieu unterscheiden sich die X- und Y-Samenfäden. Während die X-Samenfäden alkalische Umgebung nicht mögen, reagieren Y-Samenfäden empfindlich auf Säure. Aus diesem Wissen, nämlich, daß unter anderem auch die Säurewerte der

Scheide auf das Geschlecht eines Kindes Einfluß haben, gehen die heute noch üblichen Scheidenspülungen zurück.

Spülungen mit schwacher Bikarbonatlösung werden bei einem Wunsch nach einem Sohn, solche mit Milchsäurelösung oder mit verdünntem Weinessig bei einem Wunsch nach einer Tochter durchgeführt.

Der amerikanische Gynäkologe Dr. L. B. Shettles (Gifford Memorial Hospital, Randolph) erinnerte sich dieses alten Hausmittels, mit dessen Hilfe die Natur überlistet werden kann. Er empfiehlt eine Vaginaspülung mit zwei Löffeln Backpulver auf einen Viertelliter lauwarmen Wassers, um einen Sohn zu produzieren. Zwei Teelöffel Essig auf einen Viertelliter Wasser sind günstig für ein Mädchen.

Tolle Tips aus Omas Geheimtruhe

Der lästige Schluckauf

wird Sie nicht mehr häufig plagen, wenn Sie eines der folgenden Mittel zur Hand haben:

● Zerkauen Sie einige Estragonblätter
● Lassen Sie ein Stück mit Essig beträufelten Würfelzucker ganz langsam im Mund zergehen.
● Essen Sie ganz langsam einen Löffel voll Erdnußbutter

Wenn Sie der Schluckauf weitab von zu Haus erwischt, versuchen Sie, ihn ohne Hilfsmittel loszuwerden: Halten Sie den Atem an und zählen Sie bis zehn.

Unangenehme Blähungen

können Sie vermeiden, wenn Sie vorbeugend täglich folgenden Kräutertee zu sich nehmen: 1 Teelöffel Fenchel- oder Kümmelsamen wird mit kochendem Wasser überbrüht und später lauwarm und ohne Zucker getrunken. Sie können auch sechs Tropfen Kümmel- oder Nelkenöl in einem Glas Wasser auflösen und trinken.

Bei Menstruationsbeschwerden

legen Sie sich Essigtücher auf den Unterleib und trinken Sie Tee aus einer gleichmäßigen Mischung aus Zinnkraut, Mistel, Kreuzkraut und Hirtentäschelkraut.

Dem berühmt-berüchtigten Hexenschuß

sollten Sie einmal mit heißen Heublumensäcken »zu Leibe rücken«. Oma legte sie auf die schmerzende Stelle oder versuchte es auch mal mit einer Dampfkompresse. Vorbeugend: Lassen Sie morgens unter der Dusche etwa fünf Minuten lang ihr Becken kreisen. Anschließend vor allem den Nacken gut frottieren.

Holzsplitter

in der Hand oder dem Fuß holen Sie leichter wieder heraus, wenn Sie die Stelle vorher eine Weile über möglichst heißen Wasserdampf halten. Die Haut weicht dann auf, und der Splitter läßt sich besser herausdrücken.

Schweißhände

sind nicht nur unangenehm, sie wirken auch ungepflegt und abstoßend auf andere Leute. Waschen Sie regelmäßig Ihre Hände zuerst heiß, dann kalt, und reiben Sie sie zweimal am Tag mit Franzbranntwein ein.

Sonnenbrand vermeiden

können Sie, wenn Sie die Haut vor und nach dem Sonnenbad mit Essig abreiben. Dabei kein Fett auftragen. Ist es doch einmal geschehen, behandeln Sie den Sonnenbrand mit einer Packung aus Leinsamenbrei. Eine ähnlich lindernde Wirkung hat auch ein Quarkbrei, der mit saurer Milch verdünnt wurde.

Omas Nahrungs-Hausmittel

»Petersilie, Suppenkraut,
wächst in unserm Garten.«
Kinderlied

Kein Zweifel: Oma war genügsam, mußte genügsam sein. Trotz Industrialisierung war der Mann immer noch der Alleinverdiener, derjenige, der täglich »ins feindliche Leben« hinauszog. Oma blieben die berühmten drei »K« – Küche, Kinder, Kirche. Vor allem die Küche. Da schaltete und waltete die »Frau des Hauses« mit mehr Engagement und Macht denn je. Schließlich mußte sie darauf achten, daß der Alleinverdiener gesund und für den Lebenskampf gut gerüstet war. Pillen oder chemische Aufbaupräparate standen der Frau eines geplagten Familienvaters nicht zur Verfügung, um für dessen Kondition zu sorgen. Nein, Oma zauberte ihre geheimen Gesundheitsrezepte zum Großteil aus der Küche hervor. Ihrem gesundem Instinkt und uraltem überliefertem Wissen folgend, praktizierten die Hausfrauen von gestern, was Ärzte und Wissenschaftler Jahrzehnte später analysierten, erforschten und empfahlen: Sie verwendeten die wertvollen Grundnahrungsmittel als Medizin...

Eine Apfelkur hilft bei Darmkatarrh

Ihr nächster Apfel wird Ihnen doppelt so gut schmecken: Diese appetitliche Frucht hat nämlich nicht nur ein köstliches Aroma – Schiller hatte in seiner Schreibtischlade immer reife Äpfel liegen, weil ihn ihr Duft zum Dichten inspirierte – sondern auch medizinischen Wert:

In unreifen Äpfeln sind sogenannte Pektine besonders reich vorhanden. Diese Bindestoffe haben die Fähigkeit, wässrige Stoffe zu verfestigen. Außerdem wirken sie fäulnishemmend und entgiftend. Mit diesen Eigenschaften werden grüne Äpfel zu einem wirksamen Mittel gegen Darmkatarrh und Verdauungsstörungen.

Omas Apfelkur wird so gemacht: Unreife, also grüne (!) Äpfel werden geschält und auf einer Glasreibe gerieben. Essen Sie davon fünfmal täglich je zweihundert bis fünfhundert Gramm. Zwei Tage lang dürfen Sie außer den geriebenen Äpfeln nichts anderes essen. Gegen Durst ist leichter Tee erlaubt. Nach dieser zweitägigen Apfelkur ist der Darmkatarrh überwunden, und die Verdauungsvorgänge sind wieder normalisiert.

Auch Zähne und Zahnfleisch sind für jeden Apfel dankbar: Unseren Vorfahren ersetzte ein Apfel nach den Mahlzeiten das notwendige Zähneputzen. Das feste Fruchtfleisch reinigt Zähne und Zahnzwischenräume von Bakterien und massiert außerdem das Zahnfleisch. Viele Ärzte plädieren heute für den täglichen Genuß einiger Äpfel, weil schon rund fünfzehn Gramm Pektin pro Tag den Cholesteringehalt des Blutes senken!

Haben Sie sich schon einmal Gedanken darüber gemacht, warum es in Restaurants manchmal üblich ist, eine Käseplatte mit einem geschnittenen Apfel zu garnieren? Äpfel enthalten in hohem Maße Kalium (einhundertzwanzig Milligramm pro hundert Gramm) – ein Bestandteil, der dem Käse fehlt, aber notwendig ist, damit die hochwertigen Inhaltsstoffe des Käses voll ausgenützt werden können. Die schlauen Bauern ahnten das längst. Bei ihnen gab es keine Käsemahlzeit ohne Äpfel...

Die Erdbeerkur: Einfach und wirksam

Schon der große Naturforscher Karl Linné behandelte seine Darmträgheit mit einer Erdbeerkur – versuchen Sie sie doch auch einmal: Essen Sie ganz einfach mehrere Portionen Walderdbeeren über den Tag verteilt. Natürlich macht die Kur besonders viel Freude, wenn man die Walderdbeeren selber pflücken kann. Aber auch wenn die Früchte aus dem Obstladen kommen, haben sie die gleiche Wirkung. Entweder, Sie lassen sich die Beeren zwischen den Mahlzeiten schmecken oder Sie essen sie als Dessert. Mindestens zwei Erdbeermahlzeiten pro Tag sind notwendig. Wichtig ist, daß die Menge der Erdbeeren gleichmäßig verteilt wird! Also nicht mittags eine Handvoll und abends eine große Schüssel davon. Ideal: Vier kleine Portionen (Dessertmenge), über den Tag verteilt. Die in den Erdbeeren enthaltenen Salze wirken stuhlfördernd und die Zellwandbestandteile und Kerne erhöhen die Tätigkeit des Darmes. Lassen Sie die Erdbeeren nach dem Pflücken nicht lange liegen, sonst werden sie matschig und verlieren an Wirkstoffen. Gehen Sie mit den Beeren behutsam um – die dünne Außenhaut ist leicht verletzlich, und der wertvolle Saft tritt schnell aus. Bewahren Sie die Erdbeeren nicht in Plastikbeuteln auf (da werden sie zusammengequetscht), sondern geben Sie die Früchte, so wie Oma es tat, in Porzellanschalen.

Hafer senkt den Blutzuckerspiegel

Abgesehen von Festtagen war Omas Küche durchweg einfach. Hafer war nicht nur für Pferde eine hervorragende Energiequelle – auch die Familie wurde mit diesem billigen Nahrungsmittel versorgt. Aber auch Sie sollte ruhig öfter mal »der Hafer stechen«:

Der Eiweißgehalt des Hafers ist doppelt so hoch wie der aller anderen Getreidesorten: Außerdem ist das für die Energieversorgung des Nervensystems unentbehrliche Vitamin B 1 im Hafer um fünfundzwanzig Prozent stärker konzentriert. Dasselbe gilt für Vitamin E, Calcium, Eisen, Kieselsäure und Lecithin! Etwas Besonderes ist das »Lichenin«. Dieser im Haferkorn enthaltene Bestandteil ergibt durch Kochen den bekannten »Haferschleim«, der wegen seiner leichten Verdaulichkeit und seines hohen Nährwertes eine ideale Krankenkost darstellt. Wahrscheinlich ließ sich auch der berühmte Schweizer Ernährungswissenschaftler und Arzt Dr. Bircher-Benner von Omas Vorliebe für Haferflocken inspirieren und machte sie zum Hauptbestandteil seines weltberühmten »Bircher-Müslis«. Da die im Hafer enthaltenen Kohlehydrate eine blutzuckersenkende Wirkung haben, sollten Diabetiker und alle jene, die einen erhöhten Blutzuckerspiegel haben, Haferpräparate in ihrer täglichen Ernährung vorsehen! Haferflocken sind so reich an hochwertigen Nähr- und Wirkstoffen, daß sie in der modernen Küche nicht fehlen sollten.

Backwerk aus Weißmehl kann in seinem Nährwert wesentlich verbessert werden, wenn man etwas Hafermark zugibt. Auch Gehacktes wird zu einer hochwertigen Speise, wenn Sie dem gehackten Fleisch Haferflocken beimischen (die Haferflocken – etwa ein Viertel der Fleischmenge – vorher in Milch einweichen!).

Eine wertvolle Mahlzeit und echte Spezialität sind Omas »Hafernockerln«:

Haferflocken werden mit Ei, Milch und etwas gerösteten Zwiebeln vermengt und nach Geschmack gewürzt. Mit einem Teelöffel Nocken ausstechen und in die kochende Suppe einlegen.

Honig ist ein Allzweckheilmittel

Ein altes Bauernsprichwort sagt, daß ein Bienenstock zehn Ärzte brotlos macht. Tatsächlich schmeckt Honig nicht nur köstlich, er besitzt gleichzeitig viele heilende und stärkende Wirkungen. Die im Honig enthaltene Aminosäure wirkt bakterientötend und fäulnishemmend, der reichlich vorkommende Traubenzucker wird direkt vom Blut aufgenommen und aktiviert den Energiestoffwechsel. Wenn Honig regelmäßig eingenommen wird (ein Teelöffel täglich genügt), fördert er die Blutbildung und damit die körpereigene Widerstandskraft.

Zu Omas Zeiten war es selbstverständlich, daß Kranke, Kinder und »Schwächliche« täglich den Honignapf vorgesetzt bekamen und zumindest Milch oder Tee mit Honig erhielten.

Haben Sie schon mal überlegt, wie sich dieses Lebenselixier entwickelt? Die »Sammlerinnen« unter den Bienen suchen die Futterstellen. Haben sie welche entdeckt, informieren sie sich darüber untereinander durch komplizierte, ausgeklügelte Tanzflüge. Dann geht es los: Die Bienen, aber auch Hummeln, Wespen und Hornissen fliegen die Futterquellen an und sammeln den Saft aus den Honigdrüsen der verschiedensten Blüten. Er wird sofort in ihrem Körper verarbeitet. Die dabei entstehende Mischung aus Trauben- und Fruchtzucker, Ameisensäure, Duft- und Schleimstoffen und ätherischen Ölen wird dann im Bienenstock in den Zellen abgelagert und so lange vergoren, bis der vollwertige Honig gewonnen werden kann. Dieser Reifungs- und Fermentationsprozeß entspricht einem hochwertigen, chemischen Vorgang, der jeder modernen Nahrungsmittelproduktion standhalten kann. Übrigens – um rund fünfhundert Gramm Honig herzustellen, müssen etwa zweitausend Bienen einen ganzen Sommer lang wirklich bienenfleißig sein!

Sechs Tips für den Honigkauf

● Nur der unverfälschte, reine Naturhonig kann die ganze Skala seiner heilenden und kräftigenden Wirksamkeit enthalten.
● Achten Sie darauf, daß Sie keine Fälschung oder Verschnitte kau-

fen. Phantasienamen lassen darauf schließen, daß die Chemie die Hand im Spiel hat.

● Einen besonders hohen medizinischen Effekt hat der kalt geschleuderte Honig!

● Ob Sie sich für Kräuter- oder Wiesenhonig entscheiden, ist egal – in ihrer Wirkung sind alle Honigsorten gleichwertig.

● Die im Honig enthaltenen, wertvollen Wirkstoffe kommen nur zur Entfaltung, wenn der Honig nicht über 45 Grad erhitzt wird und wirklich ausgereift ist. Unreifer Honig ist qualitativ schlecht. Er wird schnell wertlos und verursacht dann sogar Sodbrennen oder Magenweh.

● Naturrechten, unverfälschten Honig erkennen Sie daran, daß er bandartig fließt und dünne Fäden zieht, ohne dabei zu brechen.

Die Heidelbeer-Kur – klein, aber fein

Eine Heidelbeer-Kur beginnen Sie mit einem Obsttag, an dem Sie nichts anderes essen, außer Tee oder milden Kaffee zum Frühstück und fünf Portionen Heidelbeeren auf den Tag verteilt. Zwischendurch dürfen Sie sich mal einen klaren Schnaps genehmigen. Wer besonders unter Hunger leidet, darf insgesamt höchstens drei Stück trockenes Graubrot essen. Die Inhaltsstoffe der Schwarzbeeren saugen die Gift- und Zersetzungsprodukte des Darminhaltes auf und wirken dadurch bakterienfördernd.

An drei aufeinanderfolgenden Tagen nehmen Sie vor dem Frühstück Abführsalz ein und streichen von Ihrem Speisezettel alle fetthaltigen Nahrungsmittel (also fettes Fleisch, fetten Käse, Schlagsahne sowie Süßigkeiten und stark kohlehydrathaltige Nahrungsmittel wie Reis, Nudeln, usw.). Essen Sie nur mageres Kalb- oder Rindfleisch oder Fisch zu den Hauptmahlzeiten. Als Nachspeise immer etwa 200 Gramm Heidelbeeren, möglichst ungezuckert! Es ist empfehlenswert, die Heidelbeeren mit Joghurt zu verrühren, da die im Joghurt enthaltenen Stoffe die Flora des Darmes neu aufbauen.

Omas viertägige Heidelbeer-Kur ist nicht nur eine Labsal für Ihren Verdauungstrakt, sondern befreit Sie von mindestens einem Kilo, manchmal sogar eineinhalb Kilo Übergewicht!

So machen Sie sich Joghurt selbst

Wußten Sie, daß Joghurt in allen Sprachen der Welt immer die gleiche Bedeutung hat? Egal, ob die Inder »Dadhi« oder die Russen »Varenetz« dazu sagen – es heißt immer »langes Leben«. Die vielen Hundertjährigen, die es in Bulgarien und Rußland gibt, verdanken ihre Langlebigkeit angeblich nur dem reichlichen Genuß von Joghurt.

Joghurt ist eine besondere Form der Sauermilch, die man durch Verwendung spezieller Milchsäure-Kulturen gewinnt. Das darin enthaltene hochwertige Eiweiß ist leichter verdaulich, die wertvollen B-Vitamine, welche die Joghurtbakterien im Darm erzeugen, wirken fäulnishemmend und halten die Darmflora gesund. Das im Joghurt enthaltene Calcium wird auch von älteren Menschen besonders leicht aufgenommen. Außerdem enthält Joghurt viele Vitamine, Phosphor, Magnesium und eine Reihe von Mineralstoffen.

Joghurt können Sie auch zu Hause herstellen! Erhitzen Sie einfach einen Liter Milch (nicht kochen lassen!) und verrühren Sie darin drei Eßlöffel eines gekauften Joghurts. Diese Mischung füllen Sie in eine gut gereinigte Flasche. Entweder Sie setzen nun die Flasche für fünf Stunden in ein Wasserbad und bedecken alles mit einem Tuch (wie einen Teig, der gehen soll), oder sie stecken die Flasche bis zum nächsten Tag in eine gewöhnliche Kühltasche und verschließen sie sofort. In jedem Fall haben Sie sich auf diese billige Weise köstliches, wertvolles Joghurt erzeugt. Wer mag, kann die Wirkstoffe noch durch Zugabe von drei Eßlöffeln Trockenmagermilch erhöhen!

So wertvoll ist die braune Knolle

Noch vor hundert Jahren setzte man den russischen Bauern Belohnungen für den Kartoffelanbau aus. Doch bald darauf war der Siegeszug der Kartoffel nicht mehr aufzuhalten: Man stellte nämlich fest, daß überall dort, wo Kartoffeln gegessen wurden, Gicht und Skorbut rapide sanken. Heute weiß man, daß die heilkräftige Wirkung der Kartoffel auf den hohen Vitamin-C-Gehalt und den außergewöhnlich großen Anteil an Kalium zurückzuführen ist. Deshalb dürfen geschälte Kartoffeln nie längere Zeit im Wasser liegen – die wertvollen

Wirkstoffe werden durch das Wässern nämlich völlig ausgelaugt. Die ideale Zubereitungsmethode, bei der die Kartoffel alle heilkräftigen Wirkungen entfalten kann, besteht darin, sie mit der Schale zu dämpfen oder leicht zu überbacken. Die braune Knolle war in der »guten alten Zeit«, in der es noch wenig Medikamente gab, auch deshalb attraktiv, weil sie bei vielen Wehwehchen effektvoll hilft:

Zur Entwässerung und zur Senkung von Bluthochdruck

sind salzfrei gedämpfte Kartoffeln ein wirkungsvolles Mittel. Das reichlich vorhandene Kalium regt die Ausschwemmung von Schlakkenstoffen und Ödemen an und entlastet den Kreislauf. Kartoffeln, die auf diese Weise zubereitet werden, sind ideale Schlankmacher!

Bei zuviel Magensäure

ist roher Kartoffelsaft eine bewährte Medizin. Trinken Sie täglich eine halbe Tasse Kartoffelsaft, am besten vor einer Mahlzeit. Roher Kartoffelsaft ist auch bei Sodbrennen und Aufstoßen zu empfehlen!

Bei Verbrennungen und Verbrühungen

wirken rohe, geriebene Kartoffeln abschwellend und heilend.

Bei Magenbeschwerden

wird frischer Kartoffelbrei oder milde Kartoffelsuppe empfohlen.

Diese Kartoffelgerichte sind besonders leicht verdaulich und trotzdem reich an Wirkstoffen.

Wichtig: Den wertvollen Gehalt von Vitamin C, Kalium und Phosphor behalten die braunen Knollen bei dunkler Lagerung und Temperaturen zwischen vier und zehn Grad Celsius.

Wie wär's mit einer Kirschen-Kur?

Den blutreinigenden und belebenden Effekt der Kirschen-Kur erreichen Sie bereits, wenn Sie dreimal täglich eine gute Handvoll frischer Kirschen verzehren (vor dem Frühstück, mittags und abends als Dessert). Wer zu Blähungen neigt, entscheidet sich für Kirschenkompott (aber bitte ungesüßt!).

Herzstärkend wirkt alkoholfreier Kirschensaft (dreimal täglich ein Glas vor den Mahlzeiten). Oma machte die Kirschen-Kur, wenn sie das »Zipperlein« plagte, also bei Gicht und allen Krankheiten aus dem rheumatischen Bereich.

Wer nicht allzu viel Übergewicht loswerden will, ersetzt eine Mahlzeit einfach durch ein Pfund Kirschen. Bereits eineinhalb bis zwei Kilo Übergewicht können Sie abspecken, wenn Sie drei Tage lang drei Pfund Kirschen über den Tag verteilt essen. Viel spazierengehen gehört zu dieser Diät, die eine sichtbar verjüngende Wirkung auf die Haut hat. Denn: Einerseits enthalten Kirschen viel von dem Hautvitamin A, andererseits werden bereits bei einem einstündigen Spaziergang 230 Liter mehr Sauerstoff eingeatmet als bei Untätigkeit. Die vermehrte Sauerstoffzufuhr kurbelt den Zellstoffwechsel und die Hautatmung mächtig an und sorgt damit für einen blühenden Teint.

Eine Knoblauch-Tinktur ersetzt eine Hausapotheke

Schon ein einziges Gramm Knoblauch kann eine ganze Bakterienkultur in ihrem Wachstum hemmen! Die vielseitige und große Heilkraft des Knoblauchs ist auf drei Inhaltsstoffe zurückzuführen: Auf die Jodverbindung, auf Kieselsäure und auf ein schwefelhaltiges Öl. Die Kombination dieser Wirkstoffe macht Omas einfache Knoblauch-Tinktur zu einem unübertrefflichen natürlichen Allheilmittel. Sie

● bringt Dünn- und Dickdarmkatarrh zum Abklingen
● senkt den Blutdruck und wirkt der Arterienverkalkung entgegen
● normalisiert die Herztätigkeit

- macht Darmgifte unschädlich
- hat eine keimtötende Wirkung bei Bronchialkatarrh
- macht eine rauhe Stimme wieder klar
- behebt Schlaflosigkeit.

Um die Knoblauchtinktur herzustellen, brauchen Sie 250 Gramm Knoblauchzwiebel und einen Liter Branntwein. Der Knoblauch wird geschält, kleingeschnitten und mit Branntwein angesetzt. Lassen Sie die luftdicht verschlossene Flasche vierzehn Tage lang in der Nähe des Küchenherdes oder in der Sonne stehen – die Knoblauch-Tinktur braucht Wärme! Dann seihen Sie den Flascheninhalt durch. Fertig! Die Knoblauch-Tinktur ist mindestens ein Jahr haltbar. Dreimal täglich einnehmen! Je zehn bis zwanzig Tropfen genügen. Knoblauchfans können sich mit ein bis zwei Knoblauchzehen täglich ihre Gesundheit bis ins hohe Alter erhalten.

Die Leinölkur hilft bei Gallensteinen

Leinöl ist nicht nur ein natürlicher Schutz für alle Schleimhäute, es wirkt auch ausgleichend auf den Wasserhaushalt und stärkt die Widerstandskraft. Die auffallend gesunde, widerstandsfähige Konstitution der Schlesier schreibt man zu Recht dem reichlichen Genuß von Leinsamen zu!

Der reife Samen des Lein – man nennt ihn auch Flachs – bewährt sich auch als biologisches Abführmittel (drei Eßlöffel Leinsamen täglich). Die darin enthaltenen Stoffe und das Leinöl wirken quellend und regen auf diese Weise die Darmeigenbewegungen an.

Außerdem wirkt Leinsamen gleichzeitig beruhigend, entzündungshemmend, entgiftend und krampflösend. Die krampflösende Eigenschaft ist auch der Grund dafür, daß man bei Gallensteinkoliken heute gerne wieder Omas Leinölkur durchführt. Dazu nehmen Sie sechzig Gramm Leinöl auf einmal ein und legen sich anschließend sofort eine halbe Stunde auf die linke Körperseite. Die Gallensteine können auf diese Weise schmerzlos in den Darmkanal gelangen und von dort abgehen.

Bei Katarrhen der Atemwege bewährt sich Leinsamentee: Ein Eßlöffel des reifen Samens wird mit einer Tasse Wasser kalt angesetzt und kurz aufgekocht. Zehn Minuten ziehen lassen. Täglich drei Tassen davon warm trinken!

Dreimal täglich Petersilie

Petersilie wird oft zum Dekorieren für kalte Platten verwendet. Schade. Kein anderes Gewürz enthält so viel Vitamin A, B und vor allem C. Auch der Gehalt an Eiweiß, Karotin, Kalk, Phosphor, Eisen und Kalium ist sehr hoch. Für unsere Großmütter waren drei Büschel Petersilie täglich ein altes »Hausmedikament«, mit dem hartnäckige Hautleiden behandelt wurden. Petersilie hat aber auch auf die Milz, die Leber und die Nierentätigkeit einen guten Einfluß! Gehacktes Petersilienkraut soll den fertigen Speisen immer in rohem Zustand beigefügt werden. Um ihre heilsame Wirkung voll entfalten zu können, darf Petersilie nie mitgekocht werden. Beim Zerkleinern Messer aus rostfreiem Stahl verwenden! Wenn Sie das nächste Mal das Verlangen haben, ein dekoratives Büschel Petersilie aufzuessen, tun Sie es! Der Appetit auf dieses aromatische Kraut weist darauf hin, daß Ihr Körper Bedarf an den darin enthaltenen Wirkstoffen hat.

Der beste Leberschutz ist Quark

Quark als Schlankmacher ist Ihnen sicher bekannt – aber kennen Sie auch Quark als Lebermedizin? Unsere Vorfahren wußten vielleicht nicht, daß es zu dem heilkräftigen Effekt des Quarks durch die im Quark enthaltenen Aminosäuren, dem Wirkstoff »Methianin« und dem sogenannten Lysin, kommt, einem Bestandteil, der die Zellatmung unterstützt. Aber man wußte den Quark als unentbehrlichen, natürlichen Leberschutz zu schätzen. Heute muß die Leber mit Konservierungsmitteln, Nikotin, Alkohol, übermäßiger Ernährung, Medikamenten und Umweltgiften fertig werden. Kein Wunder, daß das zentrale Entgiftungsorgan häufig gestört ist oder daß sich sogar Leberschäden entwickeln.

Soweit muß es nicht kommen: Lassen Sie sich täglich eine Portion

Quark schmecken, und Sie unterstützen Ihre Leber bei ihrer wichtigen Entgiftungsarbeit.

Dieser »aktive Leberschutz« muß nicht langweilig sein. Sie können Quark als süße Nachspeise, als pikanten Brotaufstrich oder sogar als Hauptgericht (zum Beispiel Quark-Klöße oder junge Kartoffeln mit Kräuterquark) genießen. Wenn Sie auf Ihre Linie achten müssen, essen Sie nur Magerquark! Sie können ihn mit Joghurt oder Milch sämig machen. Sie wissen ja: Vitamine und Spurenelemente sind im Quark reichlich vorhanden, das enthaltene Calcium kann vom Organismus völlig ausgenützt werden.

Ein besonders geschätzter Tip aus Omas Trickkiste: Regelmäßige Quark-Wickel bessern chronische Entzündungen und Funktionsstörungen des Magens, Darmes und der Leber!

Rettich – der Freund Ihrer Galle

Der Dichter Eduard Mörike ging nach jedem Ärger in den Garten, um sich einen Rettich zu holen. Damit hat der schwäbische Dichter etwas getan, was schon seine Vorfahren schätzten, was Oma tat und was heute sogar von jedem Arzt empfohlen wird, nämlich: Rettich zu essen, um den Gallenfluß und die Lebertätigkeit anzuregen. Ärger und Wut hemmen den Gallenfluß – die Wirkstoffe, die im Rettich enthalten sind, fördern sowohl die Gallensekretion der Leberzellen als auch die Entleerung der Galle aus der Gallenblase. Versuche vor dem Röntgenschirm zeigten, daß sich die Gallenblase spontan zusammenzieht und ihren Inhalt abgibt, wenn die Versuchsperson Rettichsaft trinkt. Oma wußte das, wenn sie einem Familienmitglied, dem »vor Ärger die Galle überging«, einen Rettich zu essen gab und sagte: »Rette Dich!«

Eine mangelhafte Entleerung der Gallenblase hat nicht nur Verdauungsbeschwerden zur Folge, auch die Gallensteinbildung, eine Entzündung der Gallenblase und Gallenkoliken werden dadurch begünstigt.

Wenn Sie öfter mal mit der Galle zu tun haben, sollten Sie eine mehrwöchige Kur mit Schwarzrettich-Saft (in Reformhäusern erhältlich) versuchen. Ein Glas täglich genügt. Wenn Sie sich den Saft selbst pressen: Bitte nicht stehen lassen, sondern immer frisch zubereiten. Bei einer bereits bestehenden Gallenblasenentzündung bringt Rettichsaft die Entzündung rasch zum Abklingen.

Der Rettichsaft ist leicht herzustellen: Die Rettichwurzeln werden fein zerrieben und anschließend ausgepreßt. Eine Saftkur beginnt man mit täglich hundert Gramm. Diese Menge wird im Laufe von drei Wochen langsam auf dreihundert Gramm täglich gesteigert. Achtung: Wenn Rettichsaft kurmäßig angewendet wird, darf er nicht gesalzen werden!

Falls Sie Schwierigkeiten mit der Fettverdauung haben, aber bei einem Festessen trotzdem mal ordentlich zulangen wollen, trinken Sie den Rettichsaft vorbeugend vor der Mahlzeit. (Im Notfall tun es auch ein paar Rettichknollen!) Die im Rettich enthaltenen Wirkstoffe sind die beste Verdauungshilfe!

Wußte das die Oma, daß schon aus der Zeit der alten Römer und Griechen die ärztliche Empfehlung stammt, bei rheumatischen Erkrankungen Rettichsaft zu trinken? Der Saft von schwarzem Rettich hat einen außerordentlich hohen Basenüberschuß und neutralisiert alle Säuren, die mit der Nahrung aufgenommen werden und rheumatische Erkrankungen begünstigen.

Noch ein hervorragendes Mittel aus Omas Trickkiste: Höhlen Sie einige Rettiche aus und machen Sie mit einem spitzen Messer am unteren Rand eine kleine Öffnung. Die ausgehöhlten Rettiche werden mit Honig gefüllt und in eine Schüssel gestellt. Der ausfließende Saft wirkt schleimlösend und mildert Hustenreiz!

Eine Zitronenkur löst Nierensteine auf

Daß Zitronen optimale Vitamin-C-Spender sind, wissen Sie längst. Aber wußten Sie auch, daß eine Zitronenkur sogar eine Nierenstein-Operation überflüssig machen kann? Bei einer bestimmten Art von Nierensteinen, den sogenannten »Uratsteinen«, trinkt man drei Monate lang den Saft von ein bis zwei Zitronen in Form von wohlschmeckenden Limonaden. Die Zitronensäure kann unter Umständen Nierensteine auflösen, die sogar schon Kirschkerngröße erreicht haben.

Bei Erkältungskrankheiten und – noch besser! – zur Vorbeugung und Stärkung der körpereigenen Widerstandskraft, sollten Sie sich jeden Tag den Saft einer Zitrone gönnen. Der hohe Vitamin-C-Gehalt ist es auch, der die Zitrone zu einem bewährten Hausmittel bei Zahnfleischbluten macht. In diesem Fall soll auch das Zahnfleisch mit dem Zitronen-Fruchtfleisch massiert werden.

Haben Sie rauhe Hände oder rauhe Stellen an den Ellenbogen? Kein Problem! Schneiden Sie eine Zitrone in zwei Hälften und reiben Sie die rauhe Haut mit dem Inneren der Zitrone ein. Einwirken lassen. Dann die noch feuchte Haut mit einer Fettcreme massieren. Die Haut wird augenblicklich samtweich! Noch ein kosmetischer Effekt, den die Frauen von anno dazumal zu schätzen wußten: Ein Schuß Zitrone ins letzte Spülwasser beim Haarewaschen bringt blondes Haar zum Strahlen.

Wenn Sie zu geplatzten Äderchen neigen, gehören Zitronen täglich auf Ihren Speisezettel. Der Begleitstoff des Vitamin C – das Vitamin P (Putin) – hat den notwendigen, gefäßabdichtenden Effekt.

Vorsicht:
Magenempfindliche dürfen Zitronensaft nicht pur trinken.

Die besten Kurmittel sind Früchte

Obst gab es anno dazumal reichlich, es war billig und gesund. Mehr noch: Die appetitlichen Früchte konnten auch heilen. Also griff Oma anstatt in den Apothekerschrank in den wohlgefüllten Obstkorb, in dem damals nur einige Südfrüchte fehlten.

Ananas

helfen bei allen Magenkrankheiten, die mit Mangel an Magensaft oder Magensäure zusammenhängen. Ananas regen die Magensaftproduktion an und sorgen überdies für bessere Verdauung bei gleichzeitiger Schonung der Magenschleimhäute.

Bananen

Zerdrückte, rohe Bananen haben eine stark durchfallwidrige Wirkung. Sie sind daher ideal zur Heilung von akuten Verdauungsstörungen und Dickdarmentzündungen. Der in den Bananen enthaltene Fruchtzucker wird selbst vom kranken Darm vertragen und aufgenommen, ohne Gärung zu erzeugen. Bananen beseitigen auch Versäuerungen der Gewebe (azidotische Stoffwechselstörungen). Gute Verträglichkeit, leichte Aufnahmefähigkeit des Fruchtzuckers, der Basenüberschuß und schließlich ausreichender Vitamin-C-Gehalt machen rohe, reife (!) Bananen in Verbindung mit Vollmilch, die Eiweiß, Fett, Kalk und Milchzucker liefert, zu einer ausgezeichneten Aufbaunahrung.

Birnen

eignen sich zur Entwässerung bei Kreislauf- und Nierenstörungen. Vorsicht: Bei Erkrankungen des Magen-Darmkanals sind rohe Birnen belastend. Gekochte Birnen dagegen sind leicht verdaulich und verursachen keine Blähungen. Im Einzelfall muß man ausprobieren, ob sie gekocht oder roh bekömmlicher sind. Bei großer Magen- und Darmempfindlichkeit kann der rohe oder sogar der durch den Dampf-Entsafter gewonnene Birnensaft zur Kochsalzausschwemmung und somit zur Entwässerung verwendet werden.

Edelkastanie

Durch Kochen und Rösten werden die rohen, wegen ihres herben Geschmacks sonst kaum genießbaren Edelkastanien weich, mehlig, schmackhaft und bekömmlich. Sie eignen sich für Mastkuren und wegen ihrer Kochsalzarmut für Herz-, Kreislauf- und Nierenkranke.

Himbeeren

helfen bei Stuhlverstopfung, Rheumatismus, Hämorrhoiden, Leber- und Nierenleiden. Wenn man Himbeeren in eine Kur einschaltet, regen sie durch ihren Gehalt an Fruchtzucker, Fruchtsäure und festen

Bestandteilen die Darmbewegung an und entsäuern durch Basenüberschuß das Gewebe.

Holunder

Die getrockneten Beeren sind ein gutes Mittel bei Durchfällen. Täglich zehn Stück kauen! Holunderbeeren als Süßspeise, Kompott oder Saft und Marmelade sind stoffwechselanregend, blutreinigend und abführend, wirken anregend auf die Tätigkeit der Hormondrüsen und wassertreibend.

Rote Johannisbeeren

sind bei akuten Magen-Darm- und Leberleiden das Mittel der Wahl. Als Saft wirken rote Johannisbeeren anreizend auf die Drüsen des gesamten Magen-Darm-Kanals und auf die Funktion des Dickdarms. Er ist auch ein Vorbeugungsmittel für Viruserkrankungen. Als Fruchtwein sind rote Johannisbeeren ein stärkendes Krankengetränk.

Schwarze Johannisbeeren

sind Vitamin-C-Träger, die mit Äpfeln, Quitten, Zitronen und Orangen konkurrieren können. Leider wird die schwarze Beere wegen ihres herben Geschmacks häufig abgelehnt. Aber der frische Saft und der unvergorene Fruchtsaft (Süßmost) sind als Erfrischungsgetränk überall beliebt. Als Vorbeugungs- und Nahrungsmittel regt der Schwarze-Johannisbeer-Saft die Zellfunktionen an, vor allem die hormonbildenden Drüsen.

Kokosnuß

Ihre Heilwirkung beruht hauptsächlich auf ihrem Magnesiumgehalt. Der Körper braucht Magnesium zur Aufrechterhaltung der Muskelspannung.

Mandeln

Die Nährstoffe verteilen sich in der Mandel ähnlich wie in den Nüssen – sie haben daher auch den gleichen Wert für die Ernährung bei Diäten. Mandelmilch gilt bei Ernährungsstörungen von Säuglingen (akute Durchfälle) und auch bei Ernährungsstörungen im Verlauf von Infektionen als echte Heilnahrung. Wenn sie Mandeln roh essen wollen, müssen Sie die bitteren Mandeln wegwerfen. Sie haben einen beträchtlichen Blausäuregehalt, der sehr giftig ist. Schon sechzig bittere Mandeln können lebensbedrohliche Gesundheitsstörungen verursachen.

Orangen

sind reich an Vitamin C oder Ascorbinsäure. Die eigentliche Zitronensäure, die sich ebenfalls in der Orange befindet, steigert die Kalkaufnahme im Darm. Daher ist sie neben Vitamin D ein wichtiger Faktor bei der Rachitisverhütung und -heilung. Orangen regen durch ihren hohen Vitamin-C-Gehalt die Leistungsfähigkeit und Widerstandskraft an.

Pflaumen und Zwetschgen

sind bei Kreislauf-, Nieren-, Leber- und rheumatischen Leiden von Nutzen. Getrocknete Pflaumen sind als mildes und unschädliches Abführmittel zu empfehlen: Über Nacht werden fünf bis zehn Trockenpflaumen in etwas Wasser eingeweicht. Morgens nimmt man sie nüchtern mitsamt (!) dem Einweichwasser zu sich. Die rohe, gekochte und gedörrte Pflaume ist auch ein gesundes Nahrungsmittel für Stoffwechselkranke.

Preiselbeeren

wirken appetitfördernd. Getrocknet und gepulvert hemmen sie außerdem Durchfall.

Quitten

helfen bei Katarrhen, Entzündungen des Rachens, der Bronchien und des Magens. Man muß nur daran denken, daß die Früchte beim Kochen von Suppen, Kompotten und Gelees um so schneller einkochen, je weniger Wasser sie aufnehmen. Daher ist es zweckmäßig, ein Dampfsieb zu verwenden. Der Kochtopf wird nur zwei Finger hoch mit Wasser gefüllt, dann kommt das Sieb mit den Quitten darauf, die jetzt auf kleinem Feuer rasch dämpfen.

Quitten-Eibisch-Sirup ist ein großartiges Heilmittel bei Rachen- und Bronchialkatarrh: Fünf Gramm zerstoßene Quittenkerne mit einhundertfünfundzwanzig Gramm Wasser kochen und Eibisch-Sirup daruntermischen. Löffelweise einnehmen.

Schlehen

haben eine krampflösende, schmerzstillende und abführende Wirkung. Sie werden mit etwas Essig, Zucker und verschiedenen Gewürzen eingemacht und als Zuspeise verwendet. Wenn sie erst nach dem Frost abgepflückt werden, sind sie nur noch als Saft geeignet.

Stachelbeeren

dienen zur Anregung von Blutneubildung und enthalten Vitamin C. Die reifen Früchte sind erfrischend im Geschmack und von hohem Gesundheitswert. Der große Zellulosegehalt in Verbindung mit starken Fruchtsäften und Fruchtzucker gibt der Beere eine darmreinigende und leicht abführende Kraft.

Da außerdem starker Kaliumgehalt vorhanden ist, läßt sich eine blutreinigende, harntreibende und ausschwemmende Wirkung feststellen (auch bei Kompott).

Walnüsse

sind eine hochwertige pflanzliche Fett- und Eiweißquelle. Ihr Gesamtnährwert übertrifft bei weitem den von Rindfleisch. Hundert Kilo Nüsse ergeben fünfzig Kilo Nußöl. Hundert Gramm Nußöl ent-

halten wiederum etwa fünfzig Gramm Fett. Abgesehen vom Nährwert eignen sich Walnüsse wegen ihres hohen Vitamin-B-Gehaltes
als ideale Nervennahrung.

Weintrauben

regen die blutbildenden Organe an. Man ißt Rohtrauben mit Schalen
und Kernen zur Darmregulierung, weil die Gerbstoffe des Zellen-
und Kerngewebes die Darmtätigkeit anregen. Weintrauben immer
sorgfältig waschen!

Zu einer Traubenkur bei der Behandlung von Magen-, Leber-,
Darm- und Kreislauferkrankungen (nach ärztlicher Rücksprache!)
verwendet man nur schöne, reife, unbeschädigte Beeren. Zerkleinern Sie die Trauben gut mit den Zähnen und speicheln Sie sie dabei
gründlich ein. Nur so wird der Magen mit Sekreten bereichert, die
der Verdauung förderlich sind.

An den sogenannten Traubenkurtagen werden ein bis drei Pfund
gute, reife Weintrauben oder ein bis eineinhalb Liter Traubensaft
(frischer Preßsaft oder Traubensüßmost) getrunken – ohne jede andere Nahrungsaufnahme!

Tolle Tips aus Omas Geheimtruhe

Kühle Luft im Krankenzimmer

Oma wußte Rat, wie man das Krankenzimmer im Sommer kühl halten konnte: Zunächst bereitete sie aus einem Liter Wasser und einem
Viertel Kilogramm Salz eine starke Salzlösung, in die sie ein grobes
Laken tauchte. Anschließend wurde dieses Laken direkt vor dem
Fenster aufgehängt. Bei starker Sonneneinwirkung mußten die Gar-
dinen geschlossen werden. Die durch die hohe Außentemperatur
verursachte Verdunstung kühlte das Krankenzimmer rasch und wirkungsvoll ab. Gleichzeitig erleichterte die feucht-salzige Luft dem
Kranken das Atmen.

Außerdem stellte Oma neben das Bett des Patienten eine flache

Schüssel mit Eisstückchen. Sie waren mit einem Wolltuch umwickelt, um nicht so bald zu schmelzen und die nähere Umgebung des Kranken möglichst lange kühl zu halten.

Mittel gegen Schnupfen

Wer anfällig für Verkühlungen und Schnupfen ist, sollte an kühlen, regnerischen Tagen und zu Grippezeiten täglich einen Tropfen Eukalyptusöl in jedes Nasenloch träufeln.

Keine Angst vor Angstzuständen!

Auch in der guten alten Zeit litten viele Menschen unter Angstzuständen. Dagegen versuchte man mit folgendem Rezept anzugehen: In einem Dreiviertelliter Wasser kocht man je zwei Teelöffel Salbei, Pfefferminze und Schafgarbe und gibt etwas Lindenblüten und Fenchel dazu.

Von diesem Tee muß dann der Betreffende mindestens eine Tasse pro Tag trinken.

Gesundes Abführmittel

Zehn Gramm Milchzucker werden in einer Tasse lauwarmer, vorher abgekochter Milch aufgelöst und dies auf nüchternen Magen getrunken. Damit hat man ein schmackhaftes, natürlich wirkendes Abführmittel.

Hilfe bei nervösem Schlaf

Menschen, die über einen nervösen Schlaf klagen, riet man früher, stets vor dem Einschlafen einen Teelöffel Honig zu essen. Oder sie nahmen mehrere Wochen abends folgende Nervennahrung zu sich: Geriebenen rohen Sellerie mit geriebenen Nüssen, Äpfeln, etwas Zucker und mit ein wenig Sahne leicht gebunden. Versuchen Sie es mal, aber putzen Sie sich anschließend gut die Zähne.

Mittel gegen Blähungen

Bei schmerzhaften Blähungen bereitete Oma einen Tee zu aus je einem Teelöffel Fenchel oder Kümmel (gemahlen) und Pfefferminze. Auch bei anderen Magen- oder Darmstörungen gab man diesen Tee, der eine sehr lindernde Wirkung hat. Ein anderes Mittel: Man kaut Koriander in der üblichen käuflichen Form oder trinkt Tee von Koriander.

Omas Hausmittel für die Gesundheit

»Des Wassers und der Kräuter Kraft
Gesundheit schafft.«

Spruch um 1900

Wenn Oma krank wurde, durfte sie sich vom Arzt nicht allzu viel erwarten: Er befühlte ihren Puls und prüfte ihren Harn. Oma mußte schon ihrer robusten Kondition vertrauen und sich mit ihren Hausmitteln selbst kurieren. Außerdem: Zu Omas Zeiten waren Krankenversicherungen noch unbekannt. Oma konnte sich auch nicht schwere Geschütze aus der Apotheke holen – sie mußte auf Hausmittel zurückgreifen, die höchstwahrscheinlich schon der Frau Mutter wieder auf die Beine geholfen hatten. In letzter Zeit ist Omas Schatz an Hausmitteln wieder zu neuen Ehren gekommen. Immer mehr Ärzte raten, den üblichen kleinen Alltagswehwehchen nicht gleich mit großkalibrigen Produkten der pharmazeutischen Industrie zuleibe zu rücken. Die altbewährten Hausmittel wirken oftmals genauso gut – wenn nicht noch besser. Sie sind billig, und sie haben keine schädlichen Nebenwirkungen.

Machen Sie Ihrer Gesundheit Dampf

Oma griff bei einer Vielzahl von Wehwehchen zum Wasserkessel, um der Gesundheit im wahrsten Sinne des Wortes wieder Dampf zu machen. »Erfunden« hat Oma den Dampf allerdings nicht – schon in der Badekultur des Altertums und des Mittelalters nahmen Dampfbadestuben einen besonderen Platz ein. Man verbrachte ganze Tage zwischen Dampfbad und den verschiedensten Wasserbehandlungen. Gesunde steigerten damit ihre Vitalität, Kranke kurierten ihre Leiden. So sehr sich inzwischen auch die Welt der Medizin verändert hat – die Badekuren, vor allem aber die Dampfanwendungen, blieben über Jahrtausende hinweg gleich. Wir tun es heute Oma nach, sie machte es wie ihre Frau Mama und eins, zwei, drei landen wir bei den alten Römern...

Bei Unterleibsbeschwerden

hilft das Unterleibs-Dampfbad. Sie brauchen einen festen Plastikeimer und zwei große Decken. Den Eimer mit heißem Wasser zu zwei Dritteln füllen. Draufsetzen und rundum mit den Decken einpacken.

Vorsicht: Weiches Plastik kann sich durch die Hitze verbiegen, und es kann Verbrennungen geben, wenn man mit dem heißen Wasser in Berührung kommt.

Bei Atemwegserkrankungen

besonders bei Halskatarrh, Husten, Reizhusten, Bronchitis, verstopften Atemwegen und »Stockschnupfen« bewährt sich das Kopfdampfbad. Diese Dampfanwendung fördert die örtliche Durchblutung, wirkt lösend und es kommt durch die Wärme des Dampfes zu einem beschleunigten Heilungsprozeß.

Bei Ohrenleiden

sind Ohrendämpfe ein probates Heilmittel aus Omas Schatzkiste. Für eine Ohrendampfanwendung brauchen Sie eine Tee- oder Kaffeekanne, die in Ohrenhöhe aufgestellt wird (zum Beispiel auf ein Regal oder eine Zimmerleiter), dann wird – wie immer – die Dampfzufuhr durch das Abdecken mit einem Tuch gesichert. Prüfen Sie vorher die Verträglichkeit des ausströmenden heißen Dampfes – das Ohr ist sehr empfindlich. Aber eben deshalb ist ein Ohrendampf so besonders wirkungsvoll. Außerdem ist er sicher nicht mit gefährlichen Nebenwirkungen verbunden, wie so manches chemische Mittel, das besonders im Innenohr großen Schaden anrichten kann.

Eine heiße Sache: Omas »Fieberbad« in der Wanne

Was tat Oma, wenn sie die ersten Anzeichen einer Grippe spürte? Sie schwitzte! Oma wußte schon vor Jahrzehnten, daß durch eine vorübergehende Erhöhung der Körpertemperatur krankmachende Keime im Körper zugrunde gehen können. Also rückte sie der nahenden Grippe mit einem Überwärmungsbad zuleibe, dessen Erfindung der Tiroler Bäuerin Maria Schlenz zugeschrieben wird. Was die urige Tiroler Bäuerin und unsere gesundheitsbewußten Großmütter instinktiv erkannten, bestätigt heute die Schulmedizin: Fieber ist nicht eine »Schwäche«, sondern eine natürliche Abwehrmaßnahme des Organismus. Durch die erhöhte Körpertemperatur werden Krankheitserreger vernichtet und die körpereigene Abwehrkraft aktiviert. Reagiert der Organismus auf eingedrungene Krankheitserreger nicht mit Fieber, können sich die Keime ungehindert vermehren.

Sie sollten Fieber nie mit Medikamenten senken! Würde man aber umgekehrt Fieber mit chemischen Präparaten erzeugen, um die Abwehrkräfte zu aktivieren, riskierte man schwere gesundheitliche Störungen. Anders ist es mit dem »Heilfieber«, das durch Schlenzbäder erzeugt werden kann. Diese kurzfristige Temperatursteigerung ist zwar anstrengend, hat aber keine nachteiligen Auswirkungen auf den Organismus. Die Überwärmungsbehandlung bewirkt:

● eine starke Stoffwechselsteigerung – schädliche Substanzen werden schneller und besser ausgeschieden
● eine zeitlich begrenzte Erhöhung der Körpertemperatur – Krankheitserreger werden abgetötet
● eine Aktivierung der Durchblutung – ein notwendiger Heilungsprozeß wird spontan eingeleitet.

Diese drei Effekte machen Überwärmungsbäder zum Mittel der Wahl bei allen Erkrankungen aus dem rheumatischen Formenkreis, bei Ischias, chronischen Entzündungen, Stoffwechselstörungen und allgemeiner Abwehrschwäche.

So wird ein Überwärmungs-Bad gemacht:

Die Badewanne mit Wasser füllen, das etwa Körpertemperatur hat (36 bis 37°). Dann läßt man – bereits in der Wanne liegend – so lange heißes Wasser zulaufen, bis das Badewasser 40° erreicht hat (kontrollieren Sie mit einem Wasserthermometer). Mit ca. zwei Grad Unterschied steigt nun Ihre Körpertemperatur, gleichzeitig mit dem Badewasser, an. Diese natürliche Temperaturerhöhung entsteht durch das Zusammenwirken von Wasserzufuhr und Wärmestauung. Hat das Wasser 40° erreicht, beträgt Ihre Körpertemperatur 38° (höhere Temperaturen dürfen nur unter ärztlicher Aufsicht erzielt werden).

Um die Körpertemperatur laufend kontrollieren zu können, stecken Sie sich ein Fieberthermometer in den Mund.

Die Badedauer sollte 20 bis 30 Minuten betragen! Die Hitze wird nicht als unangenehm empfunden, wenn während der ganzen Badedauer auch der Hinterkopf unter Wasser ist. Lassen Sie auf keinen Fall einen Arm oder ein Bein zur Abkühlung aus der Wanne hängen – die Steigerung der Körpertemperatur erfolgt dann nicht so gleichmäßig und anhaltend.

Nach dem Überwärmungsbad erfolgt eine rasche, kühle Abwaschung. Dann hüllen Sie sich bis zur Nase in ein Laken und legen sich sofort ins Bett, damit sich der strapazierte Kreislauf wieder stabilisiert!

Achtung:
Kreislauf- und Herzkranke müssen auf Omas Überwärmungsbad wegen der Herzbelastung leider verzichten.

So wickeln Sie sich gesund

Omas kalter Wickel erlebt in letzter Zeit ein spektakuläres Comeback. Seit man weiß, daß die schädlichen Nebenwirkungen der pharmazeutischen Erzeugnisse oft größer sind als ihr Nutzen, greift man gerne auf so bewährte Hausmittel wie den Kaltwickel zurück. Auch viele Ärzte geben Ganz- oder Teilwickeln, beziehungsweise sogenannten »Packungen« den Vorzug. Kein Wunder: Wickel wirken rasch und belasten den Organismus nicht so sehr, wie es die chemischen Mittel tun. Vor allem aber werden durch Wickelanwendungen nicht nur die Symptome, sondern auch die Ursache einer Erkrankung beseitigt und gleichzeitig die Widerstandskraft des Körpers angeregt.

Alle kalten Umschläge haben letzten Endes eine Wirkung gemeinsam: Sie fördern die Durchblutung und regen die Drüsentätigkeit an. Durch den kalten Wickel verengen sich zuerst die Gefäße, um dann um so kräftiger erweitert zu werden. Aus dem Körperinneren wird warmes Blut herangeschafft, um den Temperaturunterschied möglichst schnell wieder auszugleichen.

Kalte Wickel wirken Wunder

Kalte Wickel werden mit Wasser von etwa zehn bis zwanzig Grad – das entspricht der üblichen Leitungswassertemperatur – durchgeführt. Wenn der ursprünglich naßkalte Wickel nach einer halben bis dreiviertel Stunde warm geworden ist, wurde dem Körper überschüssige Wärme (zum Beispiel bei Fieber) entzogen. Der Wickel muß dann neu angelegt und öfter wiederholt werden. Beläßt man den Wickel eine bis eineinhalb Stunden, wirkt er wärmestauend. Nach eineinhalb bis zwei Stunden kommt es zur Schweißbildung – der Wickel wirkt schweißtreibend und ermöglicht eine schnellere Ausscheidung von Giftstoffen. Will das Schwitzen mit dem Wickel nicht recht in Gang kommen, hilft man mit einer Tasse heißen Lindenblütentee nach.

Was Oma nur ahnte, Ärzte aber medizinisch nachweisen konnten: Die Kaltwickel sind deshalb wesentlich effektvoller als die warmen Wickel (diese führen zu einer raschen Hautdurchblutung und einer stärkeren Durchblutung der darunterliegenden Gewebe), weil der Lymphstrom des Gewebes und die Hautatmung mächtig angeregt werden. Die Anregung der Haut- und Lymphdrüsentätigkeit hat natürlich Rückwirkungen auf den gesamten Organismus: Abwehrstoffe können rascher erzeugt werden, Hormone, die im Abwehrkampf gegen die Erkrankung eine wesentliche Rolle spielen, werden vermehrt ausgeschüttet und schneller vom kreisenden Blut weiterbefördert. Kalte Wickel können also nicht nur Fieber über die Haut ableiten, sie entschlacken und entgiften auch den Organismus von innen heraus. Die Giftstoffe, die sonst über die Nieren fortgeschafft werden müßten, finden sich dann in dem Laken, mit dem der Wickel gemacht wurde. Oma reinigte es nicht mit der anderen Wäsche, sondern separat. Wenn Sie die Möglichkeit haben, das Wäschestück anfrieren zu lassen, tun Sie es!

Welche Wickel wofür?

Grundsätzlich gilt: Jeder Wickel darf nur im Bett durchgeführt werden! Vor der Anwendung eines Wickels muß – ebenfalls im Bett – eine Vorwärmung des Körpers erfolgen. Für einen kalten Wickel brauchen Sie ein wassergetränktes, ausgewrungenes Laken – es kommt immer zuerst auf die nackte Haut –, ein trockenes Tuch, das darübergelegt wird und ein Flanelltuch oder eine Wolldecke, die über das nasse und das trockene Tuch gepackt werden.

Brustwickel

sind bei fieberhaften Erkältungen, chronischer Luftröhrenentzündung und bei grippalen Infekten angezeigt. Zu einem Brustwickel benötigen Sie ein Laken, das genügend lang ist, um zweimal um den Oberkörper gelegt zu werden. Es wird zur Hälfte in das kühle Wasser getaucht, anschließend fest ausgewrungen und dann unter dem Oberkörper durchgezogen. Der überstehende, feuchte Teil des Lakens wird über die Brust gelegt, darüber wird der trockene Teil des Lakens geschlungen und von der Gegenseite durchgezogen. Verschlossen wird der Brustwickel mit Sicherheitsnadeln. Jetzt wird das Nachthemd heruntergezogen und die Wolldecke oder das Flanelleintuch darübergeschlagen.

Nach Beendigung der Anwendung entfernt man die Schweißreste von der Haut mit lauwarmem Wasser und zieht ein frisches Nachthemd an.

Lendenwickel

reichen vom unteren Rippenbogen bis zur Mitte des Oberschenkels. Der Vorgang ist der gleiche wie beim Brustwickel. Die Heilwirkung der Lendenwickel ist besonders groß bei Verstopfungen, entzündlichen Magen- und Darmerkrankungen sowie bei sämtlichen Störungen, die durch Blutüberfüllung entstanden sind (zum Beispiel klimakterische Beschwerden).

Waden- und Beinwickel

führen zur Ableitung des Blutes in die Beine. Sie sind ein bewährtes Mittel bei Kopfschmerzen und Schlaflosigkeit. Der Beinwickel reicht von den Knöcheln bis zur Hüfte, der Wadenwickel von den Knöcheln bis zur Kniekehle. Fußwickel werden so angelegt, daß ein feuchtes

Tuch um den Fuß gelegt wird, darüber trockene Socken gestreift und darüber ein wollenes Tuch gelegt oder Wollsocken angezogen werden. Fußwickel sind stark wärmeableitend und wirken daher fiebersenkend.

Unterarmwickel

bewähren sich hervorragend als Erste-Hilfe-Maßnahme bei Herzbeschwerden, die nervöser Natur sind. Gewickelt wird vom Handteller (der Puls muß vom Wickel abgedeckt sein) bis zur Ellenbogenhöhe.

Halswickel

werden so angelegt, daß auch die Partien unter den Ohren mit erfaßt werden. Zweckmäßigerweise verwendet man dazu zwei feuchte Taschentücher, die rechts und links angelegt werden. Darüber kommt das trockene Wickeltuch und darüber ein Wollschal. Wichtig: Die Füße müssen warm sein! Wenn der Wickel erwärmt ist, muß er sofort erneuert werden. Der kalte Halswickel hilft bei allen Entzündungen der Halsorgane, fördert aber auch die Durchblutung des Nasenraumes. Aus diesem Grund eignet er sich dazu, einen Schnupfen rascher zum Abklingen zu bringen.

Es ist kein Zufall, daß die von Vinzenz Prießnitz entdeckte Kaltwasserbehandlung mit Wickeln heute wieder in hoher Blüte steht. Umweltverschmutzung und chemische und synthetische Verseuchung unseres Lebens haben den Naturheilmitteln, vor allem aber der Heilkraft des Wassers, ihren verdienten Wert wiedergebracht. Nicht zu Unrecht errichtete man dem »Wasserdoktor« an seiner Geburtsstätte einen Löwen – Symbol der Kraft und Gesundheit – als Denkmal. Die Inschrift unter dem steinernen Löwen lautet: »Als der Mensch in seinem Stolz das Wasser, den Trank, der ihm mit dem Tier gemein, zu verschmähen begann, ward er früh alt und hinfällig. Prießnitz gab dem Wasser seine Kraft zurück, und neu gekräftigt entsteht des Menschen Geschlecht.«

Erste-Hilfe-Tips für die Gesundheit

Ambulanzen gab's zu Omas Zeit noch nicht, auf ärztliche Hilfe zu warten, dauerte oft zu lange und war überdies teuer. Wen wundert's da, daß Oma jede Menge effektvolle Erste-Hilfe-Maßnahmen auf Lager hatte?

Verbrennungen

Nicht nur Feuer – auch heißes Wasser oder Dampf können zu Verbrennungen (Rötung, Blasen) führen. Grundsätzlich gilt: Fangen Sie nicht gleich mit einer komplizierten medikamentösen Versorgung an. Kaltes Wasser ist wirkungsvoller. Es lindert den Schmerz und verhindert, daß die Hitze noch weiter in die Tiefe des Gewebes eindringt. Als Erste-Hilfe-Maßnahme – und eventuell bis zur ärztlichen Versorgung – soll die verbrannte Stelle in kaltes, reines Wasser oder einfach unter Leitungswasser gehalten werden.

Höhenkrankheit

Die modernen, schnellen Transportmittel sind die Ursache dafür, daß heute wesentlich mehr Menschen als früher unter der Höhenkrankheit leiden. Doch es ist nicht immer das bequeme Fliegen, das an einem »Höhenrausch« schuld ist – auch die körperliche Anstrengung einer Bergbesteigung kann die Höhenkrankheit auslösen.

Die typischen Symptome sind: Kopfschmerzen, Schwindelgefühl, Schwäche, Schläfrigkeit, manchmal auch Frösteln und Übelkeit. Erst später stellen sich eine Rötung des Gesichts, Reizbarkeit und Ohrensausen ein.

Alle diese Beschwerden können durch einen einfachen Trick behoben oder zumindest gemildert werden: Halten Sie den Höhenkranken zu bewußtem, periodischem Überatmen an. Das heißt, er muß besonders tief und lang ein- und ausatmen. Meist klingen die akuten Symptome des Höhenrausches nach mehreren Atemübungen ab. Da sich nach einer Höhenkrankheit am Abend häufig Schlaflosigkeit einstellt, ist ein leichtes, beruhigendes Mittel wie Baldrian vor dem Zubettgehen angezeigt.

Verätzungen

Wichtigstes Gebot bei jeder Verätzung: Die verätzte Körperstelle muß mit Flüssigkeit (mit Milch, wenn es sich um Säuren, mit Wasser, wenn es sich um andere ätzende Flüssigkeiten handelt) berieselt werden.

Dadurch verhindern Sie, daß die Verätzung in tiefere Hautschichten eindringt und auf diese Weise schwere Wunden entstehen. Wenn möglich, sollte die Berieselung bis zum Eintreffen im Krankenhaus fortgesetzt werden. Tropfende, triefnasse Tücher können das Berieseln während eines Transportes ersetzen.

Bei Verätzungen der Augen träufelt man Borwasser (oder Wasser) aus etwa zehn bis fünfzehn Zentimeter Höhe in das mit zwei Fingern geöffnete Auge.

● *Wenn Sie nicht sicher sind, ob eine Verätzung durch Säure oder Lauge zustande gekommen ist, ist die Anwendung von Wasser besser.*

Hitzschlag

Der Hitzschlag trifft die Menschen nicht nur im Sommer: Jede Wärmestauung, wie sie zum Beispiel durch körperliche Arbeit vor Kesselheizungen oder Hochöfen hervorgerufen wird, läßt einen schockartigen Zustand – den Hitzschlag – entstehen. Folgende Symptome lassen auf einen Hitzschlag schließen:

● Kopfschmerzen
● Benommenheit
● hoher Puls
● schnelle Atmung
● rote, feuchte Haut
● Erbrechen
● im letzten Stadium Krämpfe, Bewußtlosigkeit, blaß-graue Haut

Die erste Maßnahme bei Verdacht auf einen Hitzschlag besteht darin, den Patienten *sofort* an die kühle Luft bzw. in den Schatten zu bringen und ihn flach zu lagern (unter den Kopf wird ein Kissen oder

Kleidungsstück geschoben). Danach muß der Patient von seiner Kleidung befreit und der ganze Körper mit feuchten Tüchern bedeckt werden. Diese Kälteanwendung wird nach etwa drei Minuten unterbrochen und erneut durchgeführt, wenn sich die Haut wieder rötet. Absolute Ruhe ist lebenswichtig!

Bis zum Transport in ein Krankenhaus (bei einem schweren Hitzschlag ist das unerläßlich) ist dem Verunglückten salzhaltiges Wasser (ein Teelöffel auf einen Liter Wasser), notfalls gezuckerter Tee oder Kaffee, zuzuführen.

Ohnmacht

Kleine Ohnmachten waren bei unseren geschnürten Großmüttern an der Tagesordnung. Omas Erste-Hilfe-Maßnahme bringt auch heute einen Bewußtlosen schnell wieder auf die Beine:
Öffnen Sie zuerst beengende Kleidungsstücke. Dann lagern Sie den Ohnmächtigen seitlich, und zwar so, daß der Kopf etwas tiefer als die anderen Körperregionen liegt. Durch diese Lagerung wird das mangelhaft durchblutete Gehirn wieder ausreichend mit Sauerstoff versorgt.

Weitere Maßnahmen sind nicht notwendig. Nicht mal Omas heißgeliebtes Riechfläschchen müssen Sie bei der Hand haben ...

Tolle Tips aus Omas Geheimtruhe

Ein bißchen abspecken

Auch Oma hatte des öfteren damit zu kämpfen, ein paar Pfunde zuviel wieder loszuwerden. Gerade nach den üppigen Feiertagen wie Weihnachten und Ostern legte auch sie damals gern ein paar (heimliche) Fastentage ein, um ihr Gewicht wieder zu normalisieren:
Brauen Sie mal folgenden, altbewährten Entfettungs-Tee: 30 Gramm Schafgarbe, 50 Gramm Mistel und 30 Gramm Blasentang vermengen, davon einen Eßlöffel voll mit einer Tasse Wasser aufkochen und schluckweise trinken.

Nasenbluten

Sollte Ihre Nase einmal bluten, legen Sie sich gleich flach auf den Rücken und lassen Sie den Kopf nach hinten hängen. Dazu ein nasses Tuch in den Nacken, kalte Wickel auf beide Waden. Diese altbewährten Hilfen bei Nasenbluten sollten von einem Familienmitglied oder anderen Personen durchgeführt werden, da man sich selbst möglichst nicht bewegen soll. Nur etwas können Sie selbst tun:

Mit dem Finger den Nasenflügel gegen die Nasenscheidewand drücken.

Gerötete, rissige Hände

waren für Oma ein alltägliches Problem, dem sie deshalb auch entsprechend erfinderisch begegnete. Eines der Mittel, das sie einfach mal so ausprobierte, wurde wegen seiner umwerfenden Wirkung gleich an die nächste Generation weitergegeben: Oma legte die Hände abends in ein Bad aus frischer Milch und medizinischen Alkohol zu gleichen Teilen.

Nach einem richtigen Frühjahrsputz werden Sie für dieses Rezept dankbar sein.

Omas Kräuter-Hausmittel

»Gegen jedes Leiden
ist ein Kräutlein gewachsen.«
Volksweisheit

Das alte Kräuterweibchen, das unseren Großmüttern gegen jedes Wehwehchen die entsprechende Pflanze empfehlen konnte, gibt es nicht mehr. Trotzdem müssen Sie die notwendigen Kräuter für altbewährte Kräuterkuren nicht selbst sammeln – Sie erhalten sie in der Apotheke, in Fachdrogerien und Reformhäusern. Sogar die Heilkräuter, die sich in der Volksmedizin ferner Länder schon seit Jahrhunderten bewährten und zu Großmutters Zeiten nur wenigen Eingeweihten vorbehalten waren, sind heute für jedermann erreichbar. Qualifizierte Pflanzensammler reisen im Auftrag großer pharmazeutischer Konzerne jährlich tausende von Kilometern, um in allen Erdteilen per Jeep, Jet oder auf Dschungelmärschen nach Heilkräutern zu suchen.

Wir sind auch auf das geheimnisvolle Brimborium des Kräuterweibleins nicht mehr angewiesen, das Oma immer wieder vor ungelöste Fragen stellte. Die unterschiedlichen, chemischen Verbindungen der einzelnen Heilpflanzen wurden in den letzten Jahrhunderten medizinisch untersucht und getestet. Man weiß – bis auf ein tausendstel Gramm genau – wieviel Kieselsäure, Gerb- und Bitterstoffe, Schleime, ätherische Öle oder Saponine in einem Heilkraut enthalten sind. Man weiß auch, daß viele Pflanzen mehrere dieser Stoffe in sich vereinen und daher ein einzelnes Kraut bei ganz unterschiedlichen Krankheiten Heilung bewirken kann. Vom Brennessel-Tee profitiert zum Beispiel nicht nur Ihr Körper, weil er entschlackt und entgiftet wird – auch dem Haar und den Fingernägeln tut das Wiesenkraut gut. Vor allem aber weiß man, daß auf Großmutters gute alte Kräuterrezepte mehr Verlaß ist als auf die modernen Chemiebomben.

Nach der ersten Begeisterung über die »Wunderwaffen« Antibiotika und Sulfonamide mußte man erkennen: Diese Mittel wirken nur im Akutfall. Eine vorbeugende Wirkung haben sie nicht. Außerdem hat man durch die sorglose Anwendung der Antibiotika »resistente« Bakterienstämme gezüchtet. Das bedeutet, daß die Antibiotika gerade bei den Keimen, welche die »Alltagskrankheiten« auslösen, gar keine Wirkung mehr haben. Und was die Virusinfektion anlangt, gibt es weder eine Prophylaxe noch eine zielführende Chemotherapie. Kein Wunder also, daß Omas Heilpflanzen mehr denn je Bedeutung haben. Um so mehr, als neueste wissenschaftliche Untersuchungen eindeutig bewiesen, daß das Immunsystem des Organismus mit Hilfe von Heilkräutern sogar das vielgerühmte Interferon mobilisieren kann! Diese chemische Substanz wird von bestimmten Zellen produziert, wenn Viren der Gesundheit an den Kragen wollen. Das Interferon »wappnet« die attackierten Zellen, so daß sich diese nun ihrerseits gegen eine Virusverseuchung schützen können.

Immunologische Forschungen zeigen, daß manche Heilkräuter die Fähigkeit haben, die Bildung von körpereigenem Interferon anzuregen. Die körpereigene Abwehr wird zum Beispiel durch den »Roten Sonnenhut«, den »Wasserhahn« und natürlich die guten, alten Linden- und Holunderblüten gestärkt.

Lindenblüten, Holunder, Wermut, Roter Sonnenhut und Wasserhahn

Zur Interferon-Aktivierung, zur Stärkung der Verdauungsorgane und der Schleimhäute, der Atmungsorgane, usw.

Naht eine Grippe? Haben Sie einen Bronchialkatarrh oder eine Verkühlung verschleppt? Dann hilft eine mehrtägige Lindenblüten-Kur. Der stark schweißtreibende Effekt rührt – ähnlich wie bei der Holunderblüte – von dem ätherischen Öl mit dessen Hauptbestandteil Farnesol her. Ebenfalls schweißtreibend wirken der vorhandene Schleim, das Wachs und die Gerbstoffe. Was Oma noch nicht wußte: Lindenblüten beeinflussen nicht direkt die Schweißdrüsen, ihre Wirkstoffe entfalten sich vielmehr auf dem Weg über die Nervenbahnen. Lindenblütentee hilft daher auch bei Nervenschwäche oder geistiger Überanstrengung!

Im Kampf gegen Grippe vernichtet eine mehrtägige Lindenblütentee-Kur nicht nur krankmachende Bakterien und senkt das Fieber, sie regt auch den Appetit an. Nehmen Sie folgende Dosierung: Ein bis zwei Eßlöffel Lindenblütentee als Aufguß für zwei bis drei Tassen. Wenn Sie schwitzen wollen, müssen Sie den Tee sehr warm trinken und für anhaltende Bettwärme sorgen.

Trinken Sie Lindenblütentee nicht nur als heißes, schweißtreibendes Getränk. Drei Tassen täglich, lauwarm getrunken, bewähren sich bei körperlicher Anfälligkeit, Schwäche, chronischen Erkrankungen oder einfach als Vorbeugungsmaßnahme, als ideales Mittel, die körpereigene Immunabwehr zu stimulieren. Für eine Tasse Tee nehmen Sie ein bis zwei Teelöffel der Blüten. Holunderblüten und Wermut können Sie genauso gebrauchen.

Brennessel und Löwenzahn

Zur Entschlackung im Frühjahr

Diese beiden Pflanzen zählen zu den besten, natürlichen Blutreinigungsmitteln. Deshalb eignen sie sich besonders gut für eine Kur, durch die Ihr Körper entschlackt und von Giftstoffen befreit wird. Damit Omas dreiwöchige Kräuterkur nicht eintönig wird, empfiehlt es sich, die beiden Pflanzen ernährungsmäßig zu kombinieren.

Brennesseln enthalten viel Eisen, Magnesium und Kieselsäure. Haut, Haare und Fingernägel profitieren sichtbar von diesen wertvollen Stoffen. Pflücken Sie die Brennesseln mit Handschuhen! Für einen reinen Brennesselsalat verwendet man die ganz zarten Blätter und Sprossen, die man vor dem Verzehr leicht abbrüht. Sie können auch fertigen Tee zubereiten. Dazu gießt man eine Tasse kochendes Wasser auf zwei Teelöffel feingeschnittenes Kraut. Trinken Sie täglich zwei bis drei Tassen, ungesüßt oder mit etwas Honig abgeschmeckt.

Unter frischen Salat oder Spinat gemischt, schmecken abgebrühte, zarte Brennesselblätter besonders herzhaft. Der Spinat verliert dadurch außerdem seinen für manche unangenehm herben Geschmack und löst keine Blähungen mehr aus.

Mit seiner Mischung aus verschiedenen Bitter- und Gerbstoffen ist auch der Löwenzahn ein hervorragender »Saubermacher«. Löwenzahn stärkt die Muskulatur und die Drüsen im gesamten Magen-Darm-Kanal und regt ihre Funktion an. Die Folge ist eine vermehrte Abgabe von Speichel, Magensaft und Galle und eine bessere Verdauung. Nehmen Sie – ebenfalls drei Wochen lang – täglich dreimal einen Eßlöffel Pflanzensaft zu sich oder trinken Sie morgens und abends je eine Tasse Löwenzahntee. Dazu kocht man pro Tasse ein bis zwei

Teelöffel Löwenzahnblätter auf und läßt sie zehn Minuten ziehen. Natürlich können Sie die Blätter auch – genau wie bei der Brennessel – unter Salate und Spinat mischen. Feinschmecker schätzen reinen Löwenzahn übrigens als besondere Köstlichkeit!

Die Wacholderbeerkur

*Gegen Magen- und Darmerkrankungen und bei
Gelenkrheumatismus*

Die Heilwirkung des Wacholders ist so vielseitig, daß man schon in einem Kräuterbuch aus dem 16. Jahrhundert die Eintragung findet: »ist in summa die wirkung und tugent des Weckholterbaumes zu beschreiben nit wohl möglich.«

Die hohe keimtötende Kraft des Wacholders nutzte auch Kräuterpfarrer Sebastian Kneipp: »Wer an schlechtem Magen leidet, gebrauche von Zeit zu Zeit eine Wacholderbeerkur, welche darin besteht, daß man am ersten Tag mit fünf Beeren anfängt und so alle Tage eine Beere mehr einnimmt (gut zerkaut!), bis man bei fünfzehn Beeren angelangt ist. Dann geht man wieder abwärts, täglich um eine Beere weniger, bis man auf fünf Beeren anlangt.«

Neueste medizinische Forschungen haben ergeben, daß das in reichem Maße vorhandene ätherische Öl vor allem den Stoffwechsel um die Gelenke herum günstig beeinflußt. Da chronischer Gelenkrheumatismus von Stoffwechselstörungen ausgelöst wird, empfehlen Ärzte bei noch nicht fortgeschrittener Krankheit eine Wacholderbeerkur, die schon in Omas Rezeptsammlung ein Ausrufungszeichen hatte:

Nehmen Sie vier Wochen lang (auf keinen Fall länger als sechs Wochen!) morgens, mittags und abends einen Eßlöffel Wacholdersaft ein. Trinken Sie etwas warme Milch dazu. Da Wacholderbeeren auch harntreibend wirken, bewährt sich diese Kur hervorragend zur Entwässerung und gleichzeitig zur Entgiftung des Organismus. Nierenkranke dürfen die Wacholderbeerkur nur unter ärztlicher Kontrolle durchführen.

Kamillentee-Rollkur

Bei Magenschleimhautentzündungen und akutem Magenkatarrh

Auch der österreichische Dichter Karl Heinrich Waggerl setzte der heilkräftigen Wirkung der Kamille in seinen Versen ein Denkmal: »Die Kraft, das Weh im Leib zu stillen, verlieh der Schöpfer den Kamillen. Sie blühn und warten unverzagt auf jemand, den das Bauchweh plagt...«

Tatsächlich zählt die Kamille zu den bekanntesten und beliebtesten Heilpflanzen und ist wissenschaftlich am gründlichsten untersucht. Neben ätherischem Öl, Harz, Bitterstoffen, phosphorsauren Salzen und einer Reihe organischer Säuren ist der Haupttheilstoff der Kamille das berühmte Kamillenöl. Durch den Kohlenwasserstoff Azulen ist es tiefblau gefärbt. Je reichlicher das Kamillenöl in Kombination mit Azulen in der Pflanze vorhanden ist, desto größer ist die entzündungswidrige Heilwirkung der Kamille.

Bei chronischen oder entzündlichen Magenleiden bewährt sich die sogenannte »Kamillentee-Rollkur« als probates Hausmittel:

Nehmen Sie für eine Tasse Tee ein bis zwei Teelöffel Kamille und bereiten Sie den Tee in gewohnter Weise zu. Trinken Sie ihn schluckweise morgens auf nüchternen Magen. Dann legen Sie sich zuerst nach links, anschließend auf den Bauch, wieder nach links, auf den Rücken und schließlich auf die rechte Seite. In jeder Lage etwa drei Minuten verharren, damit die Magenschleimhaut lange genug mit den heilenden Wirkstoffen der Kamille in Verbindung kommt. Die Rollkur mit Kamillentee ist ein echter Hit aus Großmutters Kräuter-Rezeptbuch!

Entwässerungskur mit Meerzwiebeln und Essig

Die Meerzwiebel ist eine der ältesten Heilpflanzen: Die »Urginea maritima« wurde schon zweitausend Jahre vor Christus in Ägypten als Mittel gegen die »Wassersucht« empfohlen. Kein Wunder also, daß Meerzwiebel-Rezepte schon seit Generationen weitergereicht werden.

Unter »Wassersucht« versteht man im allgemeinen eine – meist schmerzlose – Flüssigkeitsansammlung in den Geweben von Bauch, Rippenfell, Lungen, Armen, Beinen oder Gesicht, die durch eine Herzschwäche verursacht wird.

Moderne, chemische Analysen ergaben, daß die Meerzwiebel zwei hochwirksame Glykoside, die sogenannten Scillaren A und B, enthält. Sie wirken schneller, unbelastender und herzstärkender als das bekannte Digitalis. Außerdem haben die Scillaren eine stark ausschwemmende – also entwässernde – Wirkung.

Die Pflanze, die ursprünglich nur im Mittelmeerraum vorkam, wurde von Kaiser Karl dem Großen favorisiert, der sie auch seinen Krongütern und den Klöstern zum Anbau empfahl. Heute wächst sie auch wild in feuchten Laubwäldern und in den angrenzenden Wiesen.

Ihrem Aussehen entsprechend wird die Meerzwiebel im Volksmund »Sternhyazinthe« oder »Zweiblättriger Blaustern« genannt. Die sternförmigen Blüten sind himmel- bis dunkelblau, zwei breite Blätter wachsen an dem nur zwanzig Zentimeter hohen Schaft empor.

Da die Wirkstoffe der Meerzwiebel stark konzentriert und bei Überdosis giftig sind, muß diese Heilpflanze mit besonderer Vorsicht verwendet werden. Hildegard von Bingen empfahl zum Beispiel, »die Zwiebel mit Wermut in Wein gesotten und mit Honig gesüßt« zu gebrauchen. Außerdem heißt es bei der Äbtissin: »Rohe genommen sind die Meerzwiebel sehr schädlich. Denn über Nacht in Wasser gelegt, das die Mäus' trinken, so sterben sie...«

Tatsächlich gibt es zwei Sorten von Meerzwiebeln, eine rote und eine weiße. Die rote Meerzwiebel beinhaltet zusätzlich einen Stoff, der auf das Zentralnervensystem giftig wirkt und bei kleineren Säugetieren wie Ratten und Mäusen tödliche Krämpfe hervorruft.

Es ist daher sicherer, die Meerzwiebel über Reformgeschäfte zu beziehen oder entsprechende Präparate in homöopathischen Apotheken zu kaufen. In jedem Fall sollte zuvor der Arzt gefragt werden. Bei Entzündungen, Eiterungen oder Fieber ist die gleichzeitige Behandlung von Ödemen mit Meerzwiebeln grundsätzlich nicht geeignet. Bei Herzschwäche bewährt sich die langfristige Einnahme von Meerzwiebelsaft jedoch besser als jedes Medikament.

Meerzwiebelsaft nach altem Rezept:

Äußere Schale ablösen, dann einen fingerdicken Brotteig darüberziehen und im Ofen ausbacken. Anschließend die Zwiebel zerschneiden und an der Luft trocknen. Sechzig bis fünfundsechzig Gramm Zwiebelstückchen in 250 Gramm Weinessig schütten und vierzehn Tage lang an der Sonne stehen lassen. Von dieser Tinktur morgens auf nüchternen Magen einen Eßlöffel voll nehmen.

Die Mistel-Kur gegen hohen Blutdruck

Pfarrer Kneipp war der erste, der unsere Vorfahren auf die große Bedeutung der Mistel hinwies. Er empfahl sie vor allem bei »Störungen im Blutumlauf«.

Inzwischen ist die genaue medizinische Wirkungsweise der Mistel bekannt: Sie enthält Wirkstoffe, die über den Hormonstoffwechsel und das vegetative Nervensystem auf das »Blutdruckzentrum« im Gehirn wirken. Dieses Zentrum steuert die Druckverhältnisse in den Adern, gleicht Blutdruckschwankungen aus und sorgt für ein normales Gleichgewicht zwischen Blutdruck und körperlicher Belastung.

Darüber hinaus wirkt die Mistel auch der Arteriosklerose, der Arterienverkalkung, entgegen. Es handelt sich also um ein ungewöhnlich vielseitiges Mittel, das sowohl blutdrucksenkend wirkt als auch Alterserscheinungen, wie Arteriosklerose und Stoffwechselstörungen, vorbeugt.

Seit einiger Zeit gibt es Versuche, die Wirkstoffe auch bei der Krebsbehandlung einzusetzen. In entsprechender Dosis vermögen diese Extrakte nämlich sogenanntes »junges Gewebe« – nichts anderes sind Krebszellen – zu zerstören.

Aus diesem Grund aber darf man Mistelpräparate nicht wahllos einnehmen. Sie müssen unter ärztlicher Kontrolle verabreicht werden. Davon abgesehen können Sie einen Kaltauszug zur Vorbeugung gegen Arteriosklerose ruhig selbst zubereiten.

Mistelpräparate zum Selbstzubereiten:

Kaltauszug: Drei Teelöffel feingeschnittene Blätter und Stengel werden mit drei Tassen kaltem Wasser übergossen. Man läßt sie vierundzwanzig Stunden ziehen, seiht sie dann ab und trinkt schluckweise, möglichst ungesüßt, je eine Tasse dieses Suds früh, mittags und abends.

Oder (keinesfalls beide Mittel zur gleichen Zeit nehmen):

Mistelpulver: Zwei- bis dreimal täglich eine Messerspitze voll mit einem Schluck Wasser zu den Mahlzeiten einnehmen.

Die Steinklee-Kur glättet Orangenhaut

Natürlich hatten die Frauen der Vergangenheit genauso mit Zelluliteproblemen zu kämpfen wie die Frauen von heute. Wahrscheinlich machte unseren Großmüttern, die sich noch in Mieder pressen mußten, die Orangenhaut sogar mehr zu schaffen – auch wenn sie nicht wußten, wie es zu diesen unschönen Hautveränderungen kommt.

Das Unterhautgewebe an Gesäß und Oberschenkel, manchmal auch an Oberarmen, Hüften und Nacken, besteht bei Frauen aus großen, festen Fettkammern. Mit zunehmendem Alter, zugleich mit dem etwa ab dem dreißigsten Lebensjahr einsetzenden Elastizitätsverlust der Haut, können diese Fettkammern die darüberliegende, dünne Haut plötzlich verwölben. Dadurch entstehen unschöne, gitterförmige Dellen, Einziehungen und Wülste: die Orangenhaut oder »Zellulite«.

Aber es gibt drei natürliche Maßnahmen, die selbst noch in späteren Jahren eine deutliche Besserung garantieren:

● Abbau der Fettpolster durch eiweißreiche, aber fett- und kohlehydratarme Abmagerungsdiät bis zum Idealgewicht. Täglich nicht mehr als hundert Gramm Kohlehydrate und fünfzig Gramm Fett, mindestens jedoch 140 Gramm Eiweiß.
  Die Gewichtsabnahme soll nicht rapide, aber stetig erfolgen. Der Tagesnährstoffbedarf kann 1500 bis 1800 Kalorien hoch sein, unterbrochen von besonders kalorienarmen Schalttagen (Obst- oder

Reistage). Um ein Kilo Fett abzubauen, müssen rund 6000 Kalorien eingespart werden. Angenommen, man ißt täglich nur 1500 Kalorien, ist dies etwa in acht bis zehn Tagen möglich.

● Bewegung und Sport – Gymnastik, Schwimmen, Radfahren, Tennisspielen – beschleunigen die Gewichtsabnahme und erhalten später auch das Idealgewicht.

● Lymphabfluß und Durchblutung müssen aktiviert werden. Gerade bei übergewichtigen Frauen wird die Zellulite durch Lymphstauungen erheblich verstärkt. Doch zum Glück kannte Oma dagegen ein ganz besonderes Heilkraut, das eine »verteilende Wirkung« hat – den Steinklee, Honig- oder Schotenklee. Hauptwirkstoffe sind die ätherischen Öle Cumarin und Azulen.

Bei Zellulite ist vor allem die äußerliche Anwendung in Form von Waschungen, Umschlägen und Kräutersäckchen sehr zu empfehlen. Unterstützt wird diese Behandlung durch Streich-, Knet- oder Bürstenmassagen, die man ebenfalls selbst durchführen kann. Wichtig ist, daß Sie die Massage immer an den Füßen beginnen.

Kräutersäckchen: Füllen Sie ein Leinensäckchen mit fünfzehn Gramm getrocknetem Kraut und verschließen Sie es gut. Kochen Sie das Säckchen im Wasser, lassen das Ganze ein paar Minuten ziehen und legen Sie es dann so heiß wie möglich auf die von der Zellulite betroffenen Körperstellen.

Aufguß: Zwei bis drei Gramm getrockneten Steinklee mit einem achtel Liter siedendem Wasser aufgießen (Tagesmenge). Langsam trinken.

Melissen-Kur gegen Streß

Im Mittelalter hieß die Melisse »Pfaffenkraut« – ein Hinweis darauf, daß sie vor allem in Klostergärten als Heilpflanze gezüchtet wurde. Schon damals meinte man, daß sie »Hysterie, Melancholie, Hypochondrie, gleichgut wie Kopfschmerz und Leiden des Frauenleibes bald vertreibt.«

Der sogenannte Karmelitergeist, ein alkoholisches Destillat aus Melisse, Zitronenschale und Lavendel, sowie der von der heilkundigen Nonne Maria Clementine Martin vor rund 150 Jahren erstmals hergestellte »Klosterfrau Melissengeist«, erlangten eine Berühmtheit, die einzigartig ist. Der hilfreiche Melissengeist fehlte in keinem Haushalt, und Großmutter hatte ihn für nahezu alle Wehwehchen ständig griffbereit. Omas Begeisterung ist verständlich: Die ätherischen Öle der Melisse wirken vor allem auf das vegetative Nervensystem, fördern die Durchblutung, sind antiseptisch und gefäßerweiternd. Außerdem sind einige ihrer Grundstoffe chemisch verwandt mit den Sulfonamiden und dem Karotin, einer Vorstufe des Vitamin A.

Wann immer ein Familienmitglied nicht in Form war – der Melissengeist brachte es schnell wieder auf die Beine. In den zahlreichen Augenblicken, in denen Großmutter die schwere Hausarbeit und der Ärger mit der Kinderschar zuviel wurde, nippte sie an ihrem heißgeliebten »Melissentrank gegen Überarbeitung«: Fünf Gramm Melissenblätter in einem Viertel Liter Weißwein etwa fünf Minuten lang kochen (Tagesmenge). Von diesem Trank sagte schon die berühmte Äbtissin Hildegard von Bingen, er mache »wieder lachen und das Herz freudig erregt, deswegen Melisse auch Herztrost heißt.«

Melissen-Rezepte

zur Beruhigung, Regelung der Verdauung und Entspannung.

Zwei Eßlöffel getrocknete Melissenblätter mit einem halben Liter siedendem Wasser aufgießen (Tagesmenge). Oder Kaltauszug: Vier Eßlöffel in einem halben Liter Wasser im Schatten acht Stunden ziehen lassen.

Frische, zerdrückte Melissenblätter auf Stirn, Schläfen und Nakken gelegt, lindern Kopfschmerzen. (Melisse erhält man in Apotheken, Reformhäusern oder man zieht das Kraut im eigenen Garten).

Kräuter als Tee, Tinktur oder Auflage

Gehen Sie gesundheitliche Störungen und harmloses, körperliches Mißbefinden nicht gleich mit schweren Geschützen an. Omas alte Kräuter-Hausmittel sind ungefährlich und nicht weniger hilfreich.

Augenleiden

Bei Augenkatarrh und müden, entzündeten oder tränenden Augen bewährt sich eine Heilpflanze mit dem bezeichnenden Namen *Augentrost*. Die Pflanzenteile enthalten viele stark wirkende Heilstoffe – eine Überdosierung ist deshalb nicht ungefährlich! Halten Sie sich genau an Omas Vorschriften: ein halber Teelöffel des Krautes für eine Tasse Tee. Nicht länger als ein bis zwei Minuten ziehen lassen! Den Aufguß können Sie als Tee trinken, als lauwarmen Umschlag anwenden oder mit Wasser verdünnt (1:3) als Augenbad gebrauchen.

Blähungen

Bei Verdauungsschwierigkeiten und Störungen der Darmfunktion griffen unsere Großmütter zu

Fenchel
Fenchel enthält viele ätherische Öle, die gärungshemmend und krampfstillend wirken. Diese Heilpflanze ist so gut verträglich, daß sogar Neugeborene sofort Fencheltee trinken dürfen. Für eine Tasse Tee verwenden Sie einen Teelöffel Blätter oder zerdrückte Samen, die mit heißem Wasser aufgegossen werden.

Durchblutungsstörungen

die sich anfangs durch kalte Hände und Füße bemerkbar machen, sowie Kreislaufstörungen können mit

Rosmarin
erfolgreich bekämpft werden. Die durchblutungsfördernde und gefäßerweiternde Heilkraft des Rosmarins wurde schon von Sebastian Kneipp erkannt – er bezeichnete die Heilpflanze als »wahren Herzstärker«.

Rosmarintee (für eine Tasse wird ein Teelöffel getrockneter Rosmarin aufgegossen) wird in einer Tagesmenge von zwei Tassen getrunken.

Erkältungskrankheiten

Egal, ob Grippe, Katarrhe, Husten oder Heiserkeit – die

Königskerze
gilt als Königin unter den Heilpflanzen. Die Königskerze enthält
Schleim, Bitterstoffe und Saponine – Oma hatte recht, wenn sie darin
eine perfekte Wirkstoffkombination gegen Erkältungskrankheiten
sah. Für den Königskerzentee benötigen Sie für eine Tasse einen halben bis einen Eßlöffel der getrockneten Blüten. Ziehen lassen, bis er
gelb wird. Täglich etwa zwei Tassen trinken. Ein Tip: Seihen Sie die
Blüten durch ein Tuch, damit die feinen Härchen nicht im Hals krat-
zen.

Frauenleiden

Haben Sie Unterleibsbeschwerden, Schwierigkeiten mit der Men-
struation? Sind Sie schwanger oder eine Frau »über Vierzig«?

Frauenmanteltee
ist eine wirksame Hilfe bei jeder Art von »Frauenleiden«. Die
Pflanze – nicht umsonst weihten sie die alten Germanen der Frucht-
barkeitsgöttin Higga – beeinflußt Blutungen, wirkt entzündungswid-
rig und hat eine regulierende Wirkung auf die Periode. Für die Zubereitung einer Tasse Tee brauchen Sie einen Eßlöffel zerschnittenes
Kraut. Der Tee wird kalt aufgestellt und zwei bis drei Minuten aufgekocht. Fünf bis zehn Minuten ziehen lassen. Trinken Sie täglich ein
bis zwei Tassen.

Geschwüre

Wußten Sie, daß man schon im 12. Jahrhundert bei vielen gutartigen
Geschwüren zur

Ringelblume
griff? Schon damals kannte man die hervorragende Heilwirkung der
Blüten und Blätter einer Ringelblume – das Wissen der älteren Generation ist also fundiert, das bescheinigt die moderne Medizin auch in

diesem Fall. Wenn Sie in Öl eingeweichte Blüten auf ein Geschwür legen, heilt es ziemlich rasch und komplikationslos. Ringelblumentee hat eine besonders wohltuende Wirkung bei Magengeschwüren. Für die Zubereitung des Tees können Sie Blüten oder Blätter verwenden. Bei Verwendung der Blätter: Ein Teelöffel auf eine Tasse Wasser. Trinken Sie täglich nicht mehr als eine Tasse – verteilt auf zweistündliche Eßlöffelportionen. Bei Verwendung der Blüten: Ein Eßlöffel Blüten auf ein viertel Liter Wasser. Eine Tasse täglich in drei Portionen trinken.

Hämorrhoiden

sind ein ebenso lästiges wie weitverbreitetes Leiden – heute genauso wie zu Omas Zeiten. Falls auch Sie dazu neigen, versuchen Sie es einmal mit

Hirtentäschel-Tee
Diese zu Unrecht als »Unkraut« mißachtete Heilpflanze enthält wertvolle Alkaloide und Gerbstoffe. Hirtentäschel-Tee kann sowohl äußerlich (Sitzbäder) als auch innerlich angewendet werden. Der Tee wird kalt aufgestellt und am besten auch kalt getrunken. Nehmen Sie vier Teelöffel getrocknetes Kraut auf eine Tasse Tee (Tagesdosis etwa zwei Tassen). Achtung: Vermeiden Sie Pflanzen mit schimmeligem Belag!

Erdrauchtee
Die getrockneten Erdrauch-Blätter wirken blutreinigend und verdauungsfördernd. Verwenden Sie zwei Teelöffel der Blätter auf eine Tasse Wasser. Trinken Sie täglich eine Tasse schluckweise. Erdrauchtee sollte nicht länger als eine Woche lang getrunken werden! Danach müssen Sie eine achttägige Pause einlegen, ehe Sie die Kur noch einmal eine Woche weiterführen.

Insektenstiche

Als zuverlässige Hilfe bei Insektenstichen konnte die moderne Medizin Omas

Salbei

bis heute nicht verdrängen. (Salbei enthält eine derartige Fülle von Heil- und Wirkstoffen, daß Naturheilärzte behaupten, er könne nur eines nicht verhindern – den Tod.)

Insektenstiche werden mit erkaltetem Salbei-Aufguß mehrmals am Tag betupft. Sowohl die Rötung als auch Schwellung und Juckreiz gehen rasch zurück.

Juckreiz

Egal, ob der Juckreiz von Ausschlägen, Ekzemen oder von Stoffwechselstörungen herrührt – früher schwor man auf

Stiefmütterchen

Sie enthalten beachtliche Mengen an Kalk- und Magnesiumsubstanzen sowie die »Muttersubstanz« der Salizylsäure. Ist es nicht beeindruckend, mit welch schlafwandlerischer Sicherheit unsere Großmütter nach den idealen Kräutern griffen? Die Teezubereitung: Ein gehäufter Teelöffel für eine Tasse, heiß aufgießen. Zwei Tassen täglich (mindestens acht Tage lang!) schluckweise trinken. Wer mag, kann auch das gepulverte Kraut mit Honig vermischen und auf die juckende Stelle auftragen.

Kopfschmerzen

Wegen Kopfschmerzen und Migräne werden die meisten schweren Medikamente eingenommen. Fast alle diese gesundheitsschädlichen, chemischen Stoffe wirken krampflösend. Dieselbe Eigenschaft besitzt aber auch Omas vielgeliebter

Waldmeister

Die krampflösende Heilwirkung dieses Krautes wurde bereits 854 v. Chr. von Benediktinermönchen schriftlich niedergelegt. Nicht nur als Tee hilft Waldmeister bei Kopfschmerzen, Migräne und Neuralgien – auch äußerliche, kühle Auflagen wirken wohltuend. Für die Zubereitung von Waldmeistertee nehmen Sie nicht mehr als einen Teelöffel Kraut pro Tasse. Der Tee darf auf keinen Fall gekocht werden. Das Kraut soll aber bis zu einer Stunde im heißen Wasser ziehen. Täglich ein bis zwei Tassen lauwarm und schluckweise trinken!

Muskelkater

Gegen Muskelkater verwendete Oma

Gänseblümchen
Eine Salbe, die Sie selbst herstellen können. Sie benötigen dazu frische, ungesalzene Butter, die Sie in einer Pfanne auslassen. Vermischen Sie darin zerstoßene Gänseblümchenblätter und die halbe Menge Käspappelblätter. Das noch warme Fett seiht man durch ein Tuch in einen Tiegel, in dem man die Salbe aufbewahren kann. Gänseblümchensalbe entfaltet ihre Heilwirkung vor allem an den Muskelfasern der Blutgefäße. Die Salbe sollten Sie zwei- bis dreimal täglich gut in die schmerzenden Glieder einreiben.

Leberleiden

Feind Nr. 1 für die Leber ist der Alkohol. Nicht weniger gefährlich ist zuviel Fett. Da Oma viel zu oft und viel zu tief in den Fett-Topf griff, mußte sie immer wieder mal mit einer rebellierenden Leber rechnen. Sie beruhigte sie wieder mit der

Schafgarbe
Sie enthält ätherisches Öl, Lineol und Blauöl, Bitter- und Gerbstoffe. Diese Wirkstoffe haben die Eigenschaft, die Leberfunktion zu stärken und Leberschäden vorzubeugen. Nehmen Sie ein bis zwei Teelöffel des Krautes auf eine Tasse Wasser. Trinken Sie von diesem Tee täglich zwei Tassen.

Müdigkeit

Man muß nicht krank sein, um sich müde und abgeschlafft zu fühlen. Mit aufputschenden, chemischen Mitteln gegen die Müdigkeit zu kämpfen, ist gesundheitsschädlich. Ein unschädlicher Muntermacher ist

Pfefferminze
Omas Pfefferminzen-Milch erfrischt und macht im Handumdrehen
fit. Die Gerbstoffe und mentholhaltigen, ätherischen Öle der Pfefferminze wirken kreislauffördernd, die B-Vitamine der Milch nerven-
stärkend. Gießen Sie auf einen Eßlöffel der frisch getrockneten Pfefferminze ein viertel Liter kochende Milch und trinken Sie dieses aromatische Getränk nach fünfminütigem Ziehen.

Nervosität

Ein altbekanntes Mittel gegen Herzklopfen und Schlaflosigkeit ist

Hopfen
Dieses schlingpflanzenähnliche Gewächs eignet sich für wohl-
schmeckende Beruhigungs-Tees. Geben Sie zwei Eßlöffel auf eine
Tasse kochendes Wasser. Achtung: Bei längerer Lagerung nimmt die
Wirkung der Pflanze ab!

Ohrenschmerzen

Wenn Ihre Ohren immer wieder Beschwerden machen, sollten Sie

Lavendel-Tee
trinken, und zwar täglich ein bis zwei Tassen. Lavendel enthält ätherische Öle und Gerbstoffe und wirkt krampflösend und beruhigend.
Für zwei Tassen Tee sind zwei Teelöffel getrocknete Blüten zu verwenden.

Prellungen

gab es auch in der guten alten Zeit. Aber Großmutter hatte immer
eine Tinktur aus

Arnika
im Hause und bekam damit Schmerzen und Schwellungen schnell in
den Griff. Bei Verstauchungen und Prellungen wirken feuchte Umschläge mit einer Arnika-Tinktur Wunder. Die Zubereitung der

Tinktur ist nicht schwer – sie muß allerdings sechs Wochen lang angesetzt werden! Legen Sie zweihundert Gramm frisch gepflückte, zerstückelte Arnikapflanzen in einen Liter Branntwein. Die gut verschlossene Flasche muß kühl und dunkel aufbewahrt und täglich gut geschüttelt werden. Nach sechs Wochen wird die Tinktur durch ein Sieb gefiltert. Jetzt ist sie jederzeit gebrauchsfähig und unbegrenzt haltbar! Für zwei Tassen Tee, den Sie ebenfalls für Umschläge benützen können, nehmen Sie einen Teelöffel getrockneter Blüten oder Wurzeln.

Schmerzende Glieder

Farnkraut
hielt Oma dafür bereit, in dessen Wurzel eine außergewöhnliche Heilkraft steckt. Die Wurzel wird zerkleinert und kurz im Ofen oberflächlich getrocknet. Füllen Sie das zubereitete Kraut in ein kleines Leinen-Säckchen (zehn mal zehn Zentimeter) und legen Sie es in der Nacht wie eine Wärmflasche auf die schmerzende Stelle. Sie können das Farnkrautsäckchen etwa drei Monate verwenden. Es ist möglich, daß in den ersten Tagen die Wirkung des Farnkrautes ziehende Schmerzen verursacht. Lassen Sie sich davon nicht beirren. Bald darauf werden Sie Ihre Beschwerden los sein!

Sodbrennen

Wenn der Magen zuviel Säure produziert, kommt es zu Sodbrennen. Oma wußte: Da hilft nur

Bitterklee
Die Bitterstoffe dieser Sumpfpflanze mildern die Schärfe der Magensäure. Sie sollten täglich zwei Tassen Bitterklee-Tee trinken. Auf eine Tasse kochendes Wasser gibt man etwa einen Teelöffel Bitterklee.

Unterleibskrämpfe

Gegen Unterleibskrämpfe ist ein überaus starkes Kraut gewachsen:

Thymian

Es sollte aber immer nur in geringen Mengen verwendet werden. Für einen schmerzlindernden Tee läßt man einen Teelöffel der frischen oder getrockneten Blätter mindestens zehn Minuten ziehen. Das Wasser soll nicht mehr mit dem Blattzusatz zusammen kochen.

Verbrennungen

Große, offene Brandwunden gehören unbedingt in ärztliche Behandlung. Aber bei geschlossenen Brandwunden, auch bei Sonnenbrand, hilft der

Blutwurz

Wie alle stark gerbstoffhaltigen Pflanzen wirkt der Blutwurz schmerzlindernd und heilend. Man nimmt Teilbäder oder macht Umschläge mit einer Abkochung des Wurzelpulvers.

Dazu kochen Sie einen Teelöffel Pulver mit Wasser etwa drei Minuten lang auf.

Tolle Tips aus Omas Geheimtruhe

Hilfe bei Faulecken

Wenn Salben und Cremes bei sogenannten Faulecken (wunde Stellen am Mundwinkel) nicht mehr helfen, bringt ein altes Hausmittel schlagartig Besserung: Betupfen Sie die kleinen Wundflächen zweimal täglich mit verdünnter Jodtinktur! Erst dann mit einer milden Salbe nachbehandeln.

Gegen Magenverstimmung

Wenn Sie zu Magenverstimmungen neigen, sollten Sie sich an Omas Empfehlung halten und während des Essens nichts Kaltes trinken. Durch kalte Getränke stockt nämlich das Fett im Speisebrei dort, wo es mit der Flüssigkeit in Berührung kommt. Ein empfindlicher Magen reagiert darauf mit Magendrücken und Verstimmungen.

Schluß mit schlechtem Mundgeruch!

Wenn Omas Atem nicht nach Rosen schmeckte, wußte sie sich zu helfen: Sie trank zwischen den Mahlzeiten viel Flüssigkeit (keinen Alkohol) und aß ab und zu einen Apfel. Außerdem bevorzugte sie gröbere Kost – sie gewährleistete eine mechanische Mundreinigung.

Salz gegen Kater

Wenn Opa über den Durst getrunken hatte, servierte ihm Oma einen salzigen Hering und Salzgurken. Heute weiß man, daß Oma mit ihrer »Kater-Mahlzeit« instinktiv das Rechte tat. Finnische Wissenschaftler untersuchten die Stoffwechselvorgänge im Körper bei übermäßiger Zufuhr von Alkohol. Sie entdeckten dabei eine Art »Entgleisung« im Wasserhaushalt: Durch den vermehrten Harndrang, der nach dem Genuß größerer Alkoholmengen auftritt, werden viele Mineralsalze ausgeschwemmt. Dadurch gerät sowohl das vegetative Nervensystem, als auch das hormonelle Gleichgewicht aus der Balance. Das salzige Katerfrühstück ist also genau das Richtige, um den Mineralstoffwechsel wieder zu stabilisieren.

Hilfe bei Zahnfleischentzündungen

Wenn das Zahnfleisch entzündet ist und schmerzt, hilft das Kauen einer Gewürznelke. Gewürznelken enthalten ätherische Stoffe, die schmerz- und entzündungshemmend wirken.

Omas Hausmittel für die Schönheit

»Salz und Brot machen Wangen rot.«
Spruch um 1880

Unreine Haut, Faltenbildung, splitternde Nägel und stumpfes Haar machten der schönheitsbewußten Frau der Vergangenheit genauso zu schaffen wie der emanzipierten Karrierefrau der Gegenwart. Die Zeiten haben sich geändert – die Sorgen sind geblieben. Was wir uns von unseren Großmüttern abschauen können, ist ihr Sinn fürs Praktische und ihr beachtliches Wissen über die verschönernden Wirkstoffe der Nahrungsmittel. Haben Sie sich eigentlich schon gefragt, wie Oma zu ihrem Pfirsichteint, ihrem seidig glänzenden Haar kam? Wie schaffte sie es bloß, trotz harter Arbeit gepflegt und appetitlich auszusehen? Es gab doch keine Billigmärkte für pflegende Präparate, es gab keine Kosmetikinstitute und nur wenige, sündhaft teure Produkte zur Schönheitspflege.

Wie pflegte sich Oma also? Mit allem, was ihr beim Kochen übrigblieb! Mit der Initiative eines Menschen, der durch Fertig- und Wegwerfwaren noch nicht abgestumpft ist und noch in großen Zusammenhängen denken kann. Oma hatte zwar keinen blassen Schimmer von Bio-Produkten, aber sie war schlau genug, um zu begreifen: Was den Körper gesund erhält, muß auch der Schönheit guttun – egal, ob man diese Wirkstoffe »äußerlich« oder »innerlich« anwendet. Bravo, Großmutter! Uns mußten erst Bio-Gurus, Schönheitsfarmen und Kosmetikerinnen darauf aufmerksam machen, daß wir nach den »klassischen« Mitteln eigentlich nur die Hand ausstrecken müssen...

Geben Sie Hautunreinheiten Saures

Kraut war früher ein sogenanntes »Arme-Leute-Essen«, das mehrmals wöchentlich auf den Tisch kam. Vielleicht war das der Grund dafür, daß Omas schöne Haut heute noch Gesprächsstoff ist. Greifen Sie doch auch ins Sauerkrautfaß! Der Säuregehalt des Sauerkrautes hemmt die übermäßige Talgproduktion der fetten Haut, die bakterientötenden Eigenschaften hemmen die Pickelproduktion. Außerdem zieht Sauerkraut vergrößerte Poren zusammen. Wenn Sie also das nächste Mal Sauerkraut auf Ihrem Speisezettel planen, zweigen Sie eine Handvoll für Ihre Schönheit ab. Legen Sie es in einer ruhigen Stunde auf Gesicht und Hals. Um die Wirkung zu intensivieren und um ein Abrutschen zu verhindern, legen Sie ein feuchtwarmes Tuch darüber. Zusätzlich empfiehlt es sich, Haaransatz und Nacken durch ein gerolltes Stück Watte vor dem möglicherweise abrinnenden Saft zu schützen. Nach fünfzehn Minuten entfernen Sie die Krautpackung und spülen mit lauwarmem Wasser nach. Überempfindliche Haut kann mit roten Flecken reagieren, die aber nach kurzer Zeit wieder verschwinden.

Noch intensiver als Sauerkraut wirken bei unreiner Haut Zwiebel und Knoblauch. Im Osten lebende Völker wissen, daß beide der Gesundheit förderlich sind, weshalb sie große Mengen davon roh zu sich nehmen. Nützen Sie aber auch die stark desinfizierenden Eigenschaften von Zwiebel und Knoblauch, die schon unsere Vorfahren im Mittelalter in Pest- und Cholerazeiten entdeckten. Betupfen Sie Pickel mit Knoblauchsaft.

Bei Akne empfiehlt sich eine Zwiebelpackung. Vermischen Sie eine geriebene Zwiebel oder im Mixer gewonnenen Zwiebelsaft mit Hafermehl und einem Teelöffel Honig und streichen Sie die breiige Masse auf das Gesicht.

Köchinnen gewinnen der lästigen Tätigkeit des Zwiebelschneidens eine gute Seite ab: Sie zerdrücken ein Stückchen und reiben damit brüchige Fingernägel ein. Eine über Nacht aufgebundene Zwiebelscheibe weicht übrigens die Hornhaut an den Füßen auf, so daß sie sich am nächsten Tag leicht ablösen läßt.

Krenessig wirkt gegen Akne, aber läßt auch Sommersprossen und Leberflecken verblassen. Reiben Sie eine Meerettichwurzel fein und übergießen Sie sie mit einem viertel Liter Wein- oder Obstessig. Verschlossen acht Tage ziehen lassen. Mit dem abgeseihten Essig betupfen Sie Pickel beziehungsweise Pigmentflecken.

Zwiebelhaarwasser gegen Schuppen

Hacken Sie eine große Zwiebel fein und geben Sie sie in ein Marmeladeglas mit Schraubverschluß. Gießen sie zweihundert Gramm fünfzigprozentigen Alkohol darüber und lassen Sie das Ganze vier Wochen gut verschlossen stehen. Die abgeseihte Tinktur füllen Sie mit einem kleinen Trichter in ein Fläschchen mit Spritzöffnung. Massieren Sie dieses Haarwasser abends in die Kopfhaut ein. Es hilft bei

Schuppen und Kopfjucken und verhindert dadurch Haarausfall. Keine Angst vor Zwiebelgeruch. Er verflüchtigt sich rasch. Auch Krenessig mildert Schuppen und Kopfjucken.

Wasser ist ein Schönheitsquell

Ärgern Sie sich nicht, wenn es regnet. Wenn Sie Zeit haben, gehen Sie bei Regen spazieren. Ein hübscher Schirm und ein flotter Regenmantel erleichtern den Entschluß. Nach einer halben Stunde haben Sie vielleicht nasse Füße – aber auch etwas für Ihre Schönheit getan. Ein Spaziergang bei Regen oder besonders feuchter – nebliger – Luft verschönt portentief – besser und vor allem billiger als ein x-beliebiges chemisch behandeltes Schönheitsmittel.

Wasser ist das billigste Kosmetikum schlechthin – vorausgesetzt, es wird richtig angewendet. Nicht jede Art von Wasser bringt die erwünschte Wirkung. Leitungswasser enthält vielfach Magnesium und Calcium (man spricht von hartem Wasser) und Chlor. Solches Wasser ist als Schönheitsmittel ungeeignet. Die einfachste Möglichkeit, Wasser »hautgerecht« zu machen, ist das Abkochen oder das Zusetzen von Borax oder Speisesoda. Mit einem Spritzer Obstessig können Sie das Wasser auf den dem Säurewert der Haut entsprechenden sogenannten ph-Wert bringen. Kaufen Sie in der Apotheke Indikatorpapier und »messen« Sie, wieviel Essig Sie zufügen müssen, damit »Ihr« Wasser einen ph-Wert von 5,5 erhält.

Unsere Großmütter schworen auf Regenwasser. Es galt als weich, sauber und ideal zum Kopfwaschen. Die Umweltverschmutzung hat aber vor den Regentropfen nicht haltgemacht. Nur bei einem Landregen können Sie nach mehreren Stunden erwarten, daß die »Schmutzglocke« bereits ausgewaschen ist. Dann ist das Wasser für Haut und Haar genau richtig. Grundsätzlich gilt: Warmes Wasser löst den Schmutz besser als kaltes. Und: Warm öffnet die Poren, kalt schließt sie. Die Haut gewinnt an Elastizität und wird widerstandsfähiger, wenn abwechselnd kalt und warm gewaschen oder geduscht wird. Mit kaltem Wasser abschließen.

Früher dachte man, das Wesentliche für eine schöne Haut sei Fett. Heute weiß man, daß Fett nur dem Verdunsten des Wassers vorbeugt. Bei trockenem Wetter können Sie »Nebel spielen«, indem Sie die Haut einige Minuten lang in kurzen Abständen immer wieder mit Hilfe eines Blumenzerstäubers besprühen.

Wasser in festem Zustand – also Eis – macht ein müdes Gesicht frischer. Denken Sie nur an einen Boxer: Der Eisbeutel läßt ihn harte Schläge vergessen. Sie nehmen zwei oder mehrere Eiswürfel in die Hände und massieren damit kreisförmig vom Kinn zum Haaransatz. Nicht anzuwenden bei »geplatzten« Äderchen.

Eine Dusche macht Ihre Haut jünger

Wasser ist der wichtigste Faktor für eine junge pralle Haut. Sie können der Haut jedoch nicht Feuchtigkeit zuführen, indem Sie sie kurz mit Wasser benetzen. Verdunstetes Wasser würde paradoxerweise Trockenheit bewirken. Daher: Cremen Sie Gesicht und Dekolleté mit einer Fettcreme tüchtig ein. Nun stellen Sie sich unter eine warme Dusche und lassen das Wasser einige Minuten lang über das Gesicht rieseln. Anschließend tupfen Sie sich mit einem weichen Tuch zart ab. Sie werden staunen, wie frisch und rosig Sie aussehen.

Zitronen brauchen Sie täglich

Brüchige, spröde Nägel – welche Hausfrau hat nicht darüber zu klagen. Nagelprobleme waren zu Großmutters Zeiten, als noch jede Arbeit mit den Händen verrichtet werden mußte, besonders aktuell. Aber die pfiffige Oma wußte sich zu helfen: Sie legte eine ausgepreßte Zitronenschale an den Rand des Waschbeckens. Wann immer sie daran dachte, rieb sie die Nägel damit ein. Zur Nachahmung empfohlen! Der Erfolg sind schöne, feste Nägel. Haben Sie dazu noch rauhe, rissige Hände, dann erweitern Sie das Behandlungsgebiet und reiben auch die Handrücken damit ein.

Aus der Zitrone läßt sich jede Menge Schönheit pressen! Da ist das Vitamin C, das den Zellstoffwechsel anregt und an der Bildung des für die Hautelastizität so wichtigen Collagens beteiligt ist, da ist die Zitronensäure, welche die Poren zusammenzieht, und da sind die ätherischen Öle der Schale, die belebend wirken.

- Zitronensaft mit gleicher Menge Glyzerin vermengt, glättet die häßlichen rauhen Stellen an den Ellbogen.
- Frischer Orangensaft wird auf das Gesicht gestrichen und nach beliebiger Zeit abgespült. Er glättet und nährt die Haut.
- Wer erweiterte rote Äderchen auf Wangen und Nase hat, streicht öfter einmal Grapefruitsaft darauf. Das Vitamin P verengt die Haargefäße.
- Wenn Sie Zitronensaft diversen Gesichtspackungen beigeben, nützen Sie seine porenverengende »adstringierende« Wirkung. Er bleicht auch ein wenig, daher werden Sommersprossen mit ihm betupft. Ins letzte Spülwasser beim Haarewaschen gegeben, verleiht Zitronensaft Ihrem Haar Festigkeit und Glanz.
- Versuchen Sie es einmal mit einem belebenden Zitronenbad! Setzen Sie zwei in Scheiben geschnittene Zitronen eine Stunde mit warmem Wasser an und geben Sie diesen Sud zum Badewasser.
- Ein altbewährter Schönheitstrunk: Schlürfen Sie jeden Morgen auf nüchternen Magen ein großes Glas abgestandenes Wasser mit dem Saft einer halben Zitrone. Das hält Ihre Haut frisch und makellos. Wer über Hautunreinheiten zu klagen hat, wird nach drei Wochen eine deutliche Besserung feststellen.

Eine ungarische Königin bereitete ein duftendes Wässerchen, mit dem sie täglich die Haut ihres Gesichtes und Körpers erfrischte. Sie wurde als Schönheit begehrt und von unseren Großmüttern verehrt. Das nach ihr benannte »Ungarische Wasser« können auch Sie sich brauen!

Ungarisches Wasser

Schälen Sie die Schale von je einer ungespritzten Zitrone und Orange und legen Sie diese in ein großes Glas. Darauf kommt eine Handvoll Pfefferminze und halb soviel Rosmarin. Gießen Sie ein achtel Liter Rosenwasser und drei Eßlöffel 98prozentigen Alkohol darüber. Gut verschließen und bei Zimmertemperatur vier bis fünf Tage ziehen lassen. Danach ein viertel Liter destilliertes Wasser zugießen und eine weitere Woche warten. Dann gießen Sie das goldbraune, duftende Wasser durch einen Kaffeefilter. In Fläschchen füllen.

Öl – eine glänzende Idee

Sie machen Ihre Salate gewiß mit einem erstklassigen Öl an. Zweigen Sie doch ein wenig davon für Schönheitspackungen ab! Meist sind hochwertige, kaltgepreßte Öle in den herkömmlichen Kosmetika nur sehr spärlich vorhanden. In Apotheken und Drogerien sind diese Öle aber relativ billig für jeden erhältlich. Zu den wirkstoffreichsten und für die Haut am wertvollsten gehören Weizenkeimöl, Avocadoöl und Mandelöl. Aber auch Olivenöl und Maiskeimöl, die Sie im Haushalt verwenden, eignen sich für die Schönheitspflege. Diese Öle weisen, sofern sie kaltgepreßt wurden, einen hohen Gehalt an biologisch wirksamen ungesättigten Fettsäuren auf. Sie sind Träger von Glyzerinverbindungen, von hochwertigem Pflanzenlecithin und der ganzen breiten Skala von Vitaminen, Mineralien und Wuchsstoffen. Schon Großmutter wußte, daß Öle und Fette die Haut geschmeidig halten.

Öle bedeuten eine wertvolle Anreicherung von Wirkstoffen für Ihre Gesichtspackungen. Wenn Ihre Haut normal ist oder zu Trockenheit neigt, sollten Sie Ihren Kartoffel-, Hefe- oder Mehlpackungen immer ein paar Tropfen Weizenkeimöl, Mandelöl oder auch Olivenöl beifügen.

Manche Öle, vor allem Rizinusöl und Klettenwurzelöl, haben eine haarwuchsfördernde Wirkung. Für sprödes, mattes Haar können Sie sich eine pflegende Packung mischen, die bereits in Omas Jugend ein Hit war: Geben Sie je zwei Eßlöffel Lanolin, Rizinusöl, Olivenöl und Klettenwurzelöl in ein Schälchen und schmelzen Sie alles unter Rühren im heißen Wasserbad zusammen. Tragen Sie die Mischung noch warm auf Haar und Kopfhaut auf und massieren Sie sie kurz ein. Nun setzen Sie einen Plastiksack auf und winden einen Turban aus einem Frottierhandtuch darum. Zwei bis drei Stunden einwirken lassen. Da sich die Ölpackung schlecht entfernen läßt, müssen Sie das Haar anschließend mindestens dreimal schamponieren.

Augencremes enthalten nicht selten Stoffe, die die dünne Haut quellen lassen und Fältchen vorübergehend scheinbar zum Verschwinden bringen. Die Folge sind oft um so stärkere Falten. Ein problemloses, verträgliches und straffendes Mittel hingegen ist Avocadoöl. Drücken Sie das zartgrüne Öl mit sanften Fingerspitzen in die Haut um die Augen und wischen Sie nach einigen Minuten den Überschuß mit einem weichen Tuch weg. Regelmäßig angewendet, mildert Avocadoöl auch ausgeprägte Krähenfüße.

Rizinusöl ist ein altbewährtes Mittel zur Pflege der Wimpern. Geben Sie es auf eine ausgediente Zahnbürste oder die Spirale Ihrer bereits aufgebrauchten Wimperntusche. Morgens und abends werden die Wimpern in Wuchsrichtung gebürstet.

So machen Sie die Haut Ihres Körpers zart und geschmeidig: Reiben Sie sich gründlich mit Maiskeimöl Olivenöl oder Weizenkeimöl ein. Nun steigen Sie ins heiße Bad und bleiben fünfzehn bis zwanzig Minuten drinnen. Da es sich nicht um ein Reinigungsbad handelt, verzichten Sie auf Seife.

Und noch ein Rezept für glänzende Lippen:

Lip-Gloss

Je ein Eßlöffel Lanolin, Mandelöl und Kakaobutter – in der Apotheke oder Drogerie erhältlich – und ein haselnußgroßes Stück von einer ungefärbten Bienenwachskerze werden in einem Schälchen im heißen Wasserbad zusammengeschmolzen. Geben Sie ein Stück eines alten Lippenstiftes oder, wenn Sie bräunliche Töne lieben, die Spitze eines Brauenstiftes hinzu und rühren Sie gut durch. Eventuell ein, zwei Tropfen Parfümöl unterrühren. In bereitgestellte kleine Töpfchen füllen. Es ist auch genügend für die Freundin da!

Darum badete Poppäa in Milch

Milch enthält alle zum Körperaufbau nötigen Stoffe in perfekter Abgestimmtheit – das beweist uns der Säugling, der die erste Zeit ausschließlich mit Milch ernährt wird. Milch als Schönheitsmittel ist so alt, daß man es – bei allem Respekt vor Großmutters Sinn fürs Praktische – nicht als Omas Entdeckung loben darf. Die verschönernde Wirkung der Milch wußten sich schon Omas Ahnen im Altertum zu schätzen. Wenn Cleopatra, um für Cäsar und Antonius schön zu sein, in Milch badete, war das nicht blanker Unsinn, aber freilich ein heute unvorstellbarer Luxus.

Von Poppäa wird berichtet, daß sie Eselsmilch vorzog. Sie war auf dem rechten Weg, doch Schafsmilch wäre noch besser gewesen. Heute wissen wir, daß Schafsmilch über einen besonders hohen Anteil an Orotsäure verfügt. Orotsäure fördert die Bildung des Zellstoffs Uracil, der für die Eiweißsynthese von Bedeutung ist. Wenn die Bulgaren so alt werden, so nimmt man heute an, wird das durch den Umstand beeinflußt, daß sie viel Joghurt und Käse aus Schafsmilch essen. Aber auch »normale« Milch enthält noch immer genügend wunderbar hautpflegende Stoffe.

Auch Sie können ein kostbares Milchbad nehmen – setzen Sie dem Wasser einfach Milch oder Joghurt zu. Eine gute Gelegenheit, Milch mit Stich oder nicht mehr haltbares Joghurt nutzbringend zu verwenden.

Haben Sie übrigens schon vom Säureschutzmantel gehört? Er liegt der Haut lückenlos auf und verhindert das Eindringen von Bakterien (die zu Entzündungen und Pickeln führen). Seife zerstört diesen Mantel, der dann – gleichsam als Schutzpanzer – neu aufgebaut werden muß. Wenn Sie Ihr Gesicht mit Buttermilch reinigen, bleibt der Schutzmantel erhalten, die Milchfermente speichern die Feuchtigkeit in der Haut, und sie wird zudem schonend und gründlich gereinigt. Nehmen Sie in die linke Hand ein wenig Buttermilch und tragen Sie diese mit der rechten auf Gesicht und Hals auf. Nach leichter, kreisender Massage mit beiden Händen waschen Sie das Gesicht mit lauwarmem Wasser rein. Sie ersparen sich damit den Kauf einer Gesichts- oder Reinigungsmilch, die sich mit diesem Hausmittel außerdem kaum messen können.

Tupfen Sie, wann immer sich die Gelegenheit ergibt, Reste süßer Milch mit einem Wattebausch auf die Gesichtshaut auf. Nach einiger Zeit abspülen! Auch eine Quarkmaske macht die Haut frisch und straff.

Quark-Honig-Maske

Nehmen Sie ein halbes Päckchen Magerquark und rühren Sie ihn in einer kleinen Schüssel cremig. Scheint die Masse zu dick, setzen sie eine entsprechende Menge Milch zu. Dann lösen Sie einen Eßlöffel Honig mit zwei Eßlöffeln warmem Wasser auf und rühren das Ganze unter die Quarkcreme. Den Brei tragen Sie reichlich auf Gesicht, Hals und Dekolleté auf. Lassen Sie ihn zwanzig Minuten einwirken. Mit einem Messerrücken abschaben und anschließend mit lauwarmem Wasser nachwaschen. Die Haut ist glatt und rosig.

Karotten für Gesicht und Hände

Stellen Sie sich Oma als junge Mutter vor: Sie beugt sich über einen Korbkinderwagen und lächelt verliebt ihr Baby an. Was für eine gute Hautfarbe es hat! Wie rosig und rein der glatte Teint ist. Woher das wohl kommen mag? Na, woher wohl? Von den Karotten! Richtig geraten. Was lag der schönheitsbewußten jungen Mutter der Vergangenheit näher, als auch sich selbst mit Karotten zu verwöhnen ...

Für die Haut wesentlich ist vor allem das in den Karotten enthaltene Karotin, das sich in der Darmschleimhaut zu Vitamin A umwandelt und der Verhornung der Haut entgegenwirkt. Hornschuppen überlagern bei Vitamin-A-Mangel die Poren. Diese natürlichen Öffnungen der Haut sondern Talg, Schweiß, und somit Giftstoffe des Körpers ab. Das kann, wie Sie bereits wissen, zu Pickeln führen. Doch auch ohne Unreinheiten macht sich eine schuppige Haut nicht gut. Vitamin A ist aber auch an der Ausbildung des Sehpurpurs beteiligt und verhilft Ihnen somit zu besserem Sehen in der Dämmerung und bei Nacht. Das gleichfalls in der Karotte enthaltene Putin oder Vitamin P verengt erweiterte Haargefäße, die auf Wangen und Nase fälschlich als »geplatzte« Äderchen bezeichnet werden.

Die Karottenpackung von anno dazumal ist also ein echter Kosmetikhit und überdies problemlos durchzuführen. Sie legen auf die gereinigte Haut einfach feingeraspelte Karotten! Sie können auch Karottensaft mit Weizenmehl zu einem Brei verrühren, den Sie mit einem Pinsel auf Gesicht und Hals streichen. Warten Sie, bis die Maske getrocknet ist. Versuchen Sie, das Gesicht nicht zu verziehen, da sich die Haut dehnen würde. Anschließend mit Wasser gut durchfeuchten und dann abwaschen. Falls Sie eine angetrocknete Maske als unangenehm empfinden, fügen Sie einen Teelöffel Olivenöl bei. Eine glatte, beruhigte Haut ist der Dank für die kleine Mühe. Sie können übrigens auch reinen Karottensaft auf die Haut tupfen und nach beliebiger Zeit abspülen.

Gegen entzündete Augenlider hilft eine Karotten-Kompresse: Reiben Sie eine kleine Karotte, mengen sie ein paar Tropfen Lebertran dazu und streichen Sie den Brei auf eine dünne Watteschicht, die Sie fünf bis zehn Minuten auf die geschlossenen Augen legen.

Karottengelee für rauhe Hände

Für die Pflege beanspruchter Hände eignet sich folgendes Gelee ausgezeichnet: Lassen Sie einen Eßlöffel normales Tortengelee in vier Eßlöffeln Rosenwasser quellen. Erhitzen Sie die Masse vorsichtig, bis sie flüssig ist, fügen sie einen Eßlöffel Glyzerin und fünfzigprozentigen Alkohol sowie zwei Eßlöffel frischen Karottensaft bei, und rühren Sie das Gelee bis zum Erkalten. Bewahren Sie dieses Pflegegelee in einem gereinigten Cremetiegel im Kühlschrank auf. Nach einer Woche frisches Gelee bereiten.

Kleie macht Ihre Haut zarter

Im Altertum war Seife als Reinigungsmittel unbekannt. Man verwendete Kleie, Öle, Tonerde; die Hethiter lösten Pflanzenasche in Wasser auf. Tonerde wird heute von bekannten Kosmetika-Herstellern wieder für die besonders gut verträglichen Reinigungsprodukte verwendet. Die Kleie, auf die unsere Großmütter schworen, sollten Sie für Ihre Kosmetik wiederentdecken.

Versuchen Sie es zum Beispiel mit einem Kleiebad, das empfindliche Haut beruhigt, juckende Rötungen abklingen läßt und gesunde Haut glatter und weicher macht. Kochen Sie ein halbes Kilo Weizenkleie mit zwei Liter Wasser auf. Nach zwölf Stunden seihen Sie den Sud ab und fügen ihn einem heißen Vollbad zu, in dem Sie sich zwanzig Minuten räkeln. Anschließend nicht abfrottieren, sondern die Haut nur trockentupfen.

Ganz ausgezeichnet eignet sich Weizenkleie als Mittel zum Peeling. Wenn Sie die Prozedur einmal wöchentlich durchführen, erscheint Ihre Haut glatter und feiner, weil die oberste verhornte

Schicht schonend abgetragen wird. Auch Mitesser und Pickel verschwinden. Warum? Die abgestorbenen Hautzellen legen sich über die natürlichen Öffnungsgänge der Haut – die Poren. In diese münden Talgdrüsen. Ist die Pore durch ein solches Schüppchen verschlossen, kann der Talg nicht abfließen, und es bildet sich ein Pickel. Durch das Peeling werden die Poren geöffnet, Unreinheiten können an die Oberfläche treten und allmählich abheilen.

Wenn sie rauhe Ellbogen und Knie haben, rubbeln Sie diese mit dem Kleiebrei ab. Bei regelmäßiger Anwendung wird auch hier die Haut glatt und rosig.

Wenden Sie ein Kleie-Peeling nicht an, wenn Sie anschließend ausgehen wollen. Die Haut könnte vorerst rot und fleckig erscheinen. Noch ein Wort zur »inneren« Anwendung: Kleie, eigentlich ein Abfallprodukt, das heute an Tiere verfüttert wird, enthält Zellulose, Vitamin B und die entzündungshemmenden Stoffe der Kernhülle des Weizens. Zellulose wird nicht verdaut, sie regt die Bildung der Verdauungssäfte und die Peristaltik an, fördert somit die Verdauung. Da Kleie einen guten Sättigungswert hat, empfiehlt sie sich auch als ideale Schlankheitskost!

Kleiepackung zur Hautreinigung

Vermengen Sie fünf Eßlöffel Kleie mit so viel Wasser, daß ein dicker Brei entsteht. Fügen sie je zwei Kaffeelöffel Honig und Zitronensaft bei. Diese Packung verteilen Sie gleichmäßig auf Gesicht und Hals. Die Augenpartie bleibt frei. Legen Sie sich flach hin. Nach fünfzehn bis zwanzig Minuten entfernen Sie die Packung mit viel lauwarmem Wasser und einem sauberen Frotteetuch. Verwenden Sie dafür eine Schüssel, und schütten Sie das Waschwasser später in die Toilette. Im Waschbecken könnte es den Abfluß verstopfen.

Zarte Haut mit Gurkensaft

Die Gurke ist wohl das bekannteste aller Naturkosmetika. Schon zu Zeiten der Sonnenschirmchen war es gang und gäbe, mit Gurkensaft die begehrte Transparenz des Teints zu bewahren. Da der Gurke aber nicht nur eine milde Bleichwirkung zugeschrieben wird, haben viele Kosmetikerzeuger Gurkensaft in ihre Rezepturen aufgenommen. Warum sollten Sie es nicht tun?

Die Wirkung des Gurkensaftes beruht auf den in ihm gelösten Nährsalzen und Vitamin A und C, auf dem hohen Basengehalt, auf den enthaltenen Schwefelverbindungen und auf Stoffen, die eine zusammenziehende Wirkung auf die Poren ausüben. Sie selbst können in Ihrer Küche eine Gurkenlotion herstellen, ein Reinigungsöl, das nicht minder wirksam ist als käufliche Präparate. Bereiten Sie aber der Einfachheit halber keine größeren Mengen – die Lotion ist nur begrenzt haltbar. Sie können ja Alkohol und Mandelöl vorrätig halten, um sich jederzeit Nachschub brauen zu können.

Eine andere großartige kosmetische Veränderung ist eine Gesichtsmaske aus Gurkensaft und Hafermehl. Verrühren Sie das Mehl im Gurkensaft zu einem dickflüssigen Brei, und bestreichen Sie damit Hals und Gesicht. Nach zwanzig Minuten wird die steifgewordene Maske mit reichlich lauwarmem Wasser abgewaschen. Die Nährstoffe der Gurke haben dann auf die Zellen der Haut eingewirkt, Vitamine und Nährsalze haben ihre verjüngende und anregende Wirkung getan, die Haut ist erfrischt und hat sich gestrafft.

Ein drittes, einfacheres Rezept besteht darin, sich Gurkenscheiben einige Minuten lang auf das Gesicht zu legen. Sie müssen übrigens nicht einmal ihren Gurkensalat opfern. Da bekanntlich die Vitamine unter der Schale am reichsten sind, ist die Innenseite der Schalen mindestens genauso wirksam.

Gurkensaft macht auch die Hände zart. Köchinnen nützen diese Tatsache und verreiben den Saft, der von den Gurken abgegossen wird, auf dem Handrücken.

Auch als Salat oder Gemüse verzehrt, beleben Gurken die Haut. In diesem Fall nehmen die Stoffe ihren Weg über Verdauung und Blutstrom und gelangen auch so wieder in die Zellen. Schütten Sie daher den Saft von ausgepreßten Gurken nicht weg, sondern trinken Sie ihn!

Für Diabetiker kommt noch hinzu, daß insulinartige Wirkstoffe der Gurke den Blutzuckerspiegel senken.

Gurkenlotion für die Hautreinigung

Schälen Sie eine halbe Gurke und hobeln Sie sie auf dem Gurkenhobel. Nach zehn Minuten pressen Sie die Gurkenscheiben zwischen den gereinigten Händen fest aus. Gießen Sie den gewonnenen Saft in ein Fläschchen, fügen Sie drei Eßlöffel fünfzigprozentigen Alkohol bei und schütteln Sie kräftig. Dann geben Sie vier Eßlöffel Mandelöl und einen Eßlöffel Zitronensaft dazu. Wieder schütteln. Die Lotion bewahren Sie im Kühlschrank auf. Morgens und abends reinigen Sie die Haut, indem Sie einen Wattebausch damit tränken. Häufig frisch zubereiten!

Lassen Sie sich von Düften umschmeicheln

Lassen Sie sich auch gerne von duftendem blauen oder grünen Wasser umschmeicheln? Von der Kosmetikindustrie wird zwar eine große Auswahl von guten, aber teuren Badezusätzen angeboten, aber getrocknete Heublumen und selbst hergestellte Badezusätze aus Ihren Lieblingsblüten sind ebensogut und um vieles billiger.

Auf dicke Schaumberge sollten Sie gerne verzichten – sie trocknen die Haut nur aus!

Auch die Farbe ist nicht wichtig: In Omas Naturkosmetik dominieren pflegende Eigenschaften und angenehme Düfte.

Achtung: Ein pflegendes Vollbad ist kein Reinigungsbad. Seifen und duschen Sie sich vorher ab.

Ein Badezusatz, der Gewebsstauungen und Verkrampfungen löst, sind aromatische Heublumen. Lassen Sie einen mit zwei Handvoll Heublumen gefüllten Nylonstrumpf eine Viertelstunde lang im Badewasser wirken.

Duftendes Badeöl können Sie Ihrer Vorliebe entsprechend aus frischen Blüten bereiten: Übergießen Sie reichlich Rosenblätter, Nelken, Veilchen, Jasmin- oder Lavendelblüten, vielleicht auch feingeschnittene Zitronenschale und zerstoßene Gewürznelken in einem verschließbaren Glas mit frischem Olivenöl. Rühren sie alles gut durcheinander, und lassen Sie das Gefäß an einem dunklen Ort mehrere Wochen lang stehen. Mit dem so gewonnenen duftenden Badeöl reiben Sie sich von Kopf bis Fuß ein, bevor Sie in die Badewanne steigen.

Ein Eau de Toilette, mit dem Sie Ihre Haut erfrischen, bereiten Sie aus Lavendelblüten: Setzen Sie drei Handvoll frische oder getrocknete Lavendelblüten mit zweihundert Gramm 98prozentigem Alkohol an und lassen Sie diese Mischung in einem gut verschließbaren Glas mindestens acht Wochen lang kühl stehen. Dann seihen Sie den Alkohol ab und geben hundert Gramm Rosenwasser dazu. Getrocknete Lavendelblüten können Sie übrigens auch nach Großmutterart in Leinensäckchen zwischen Ihre Wäsche legen, damit der liebliche Duft sie durchdringt und Motten den Garaus macht.

Zimtparfüm

Omas Zimtparfüm besitzt einen aparten, würzigen Duft: Zerstoßen Sie fünfundzwanzig Gramm Zimtrinde und übergießen Sie sie in einem luftdicht verschließbaren Fläschchen mit einem Sechzehntelliter hochprozentigem Wodka. Lassen Sie dieses Gemisch an einem dunklen Ort drei Wochen ziehen. Danach gießen Sie den Wodka durch ein Teesieb und fügen ein Achtelliter destilliertes Wasser oder Rosenwasser bei. Füllen Sie Ihr Duftwasser in ein leeres Parfümfläschchen, das sie nach Gebrauch immer gut verschließen.

Müde Haut schlürft Apfelsaft

Auch die schönheitsbeflissenen Frauen von heute können an Äpfeln ihre helle Freude haben. Sie enthalten Vitamin A, B, C, je nach Sorte wechselnde Mengen an Lävulose, Dextrose, Fruchtzucker, Fruchtsäuren, Wachs, Gerbsäuren, Pektin und viele Säuren, die auch im Apfelessig voll enthalten bleiben. Das Pektin, das die Feuchtigkeitsaufnahme der Haut steigert, ist bei trockener, reifer Haut, die zur Faltenbildung neigt, eine Wohltat. Legen Sie geriebene Äpfel auf die Haut, binden Sie besonders flüssiges Mus mit einem Löffel Hafermehl. Werfen Sie die Apfelschalen beim Kochen nicht sofort in den Abfall. Reiben Sie die Haut mit der Innenseite, also dem restlichen

Fruchtfleisch, sanft ab. Geben Sie säuerlichen, damit besonders pektinreichen, Äpfeln den Vorzug. Lassen Sie die Haut den Saft schlürfen. Nach einer halben Stunde abspülen.

Ein kurzzeitig haltbares Gesichtswasser bereiten Sie aus dem frisch gepreßten Saft von einem Apfel, zwei Eßlöffeln Zitronensaft und einem Achtelliter Orangenblütenwasser (Apotheke).

Apfelessig ist, mit Salaten genossen oder dem Waschwasser beigefügt, wunderbar für die Haut. Nach Pfarrer Kneipps Rezept, an das sich natürlich auch Oma hielt, können ihn Apfelbaumbesitzer selbst herstellen:

Unreife, »geringe« Früchte im Mörser zerstampfen, in einen irdenen Topf geben, ein wenig Essig darangießen und mit Wasser auffüllen. Mit festem Papier, das man mehrmals durchsticht, verschließen, an einen warmen Ort stellen, nach drei Tagen durchrühren. Wann der Essig brauchbar wird, hängt von der Wärme ab. Ist das Aufgegossene ganz hell, ist die Gärung vollendet. Aus diesem selbstbereiteten, aber auch aus gekauftem Apfelessig, können Sie einen aromatischen Kosmetik-Essig herstellen. Er ist gegen großporige oder unreine Haut hervorragend geeignet und wie Gesichtswasser anzuwenden. Für Männer ist er ein wunderbares Rasierwasser! Ein Schuß ins letzte Spülwasser läßt Haare duften und glänzen. Eine Tasse ins Badewasser kräftigt den Säuremantel der Haut und macht das Wasser zusätzlich noch weich.

Schönheits- und Fitnesstrank

Zwei Eßlöffel Obstessig und ein Eßlöffel Honig werden in einem Glas lauwarmem Wasser verrührt. Trinken Sie dieses gutschmeckende Getränk morgens gleich nach dem Aufstehen. Es verleiht nicht nur klaren Teint, sondern auch Gesundheit.

Kosmetik-Essig gegen große Poren

Geben Sie je drei Eßlöffel Rosmarinblätter, Lavendelblüten und Salbei sowie zwei Teelöffel zerstoßene Gewürznelken in ein Orangensaftglas, gießen Sie einen halben Liter Obstessig darüber, schrauben Sie das Glas luftdicht zu und lassen Sie es an einem warmen Ort, am besten an der Sonne, stehen. Durch einen Kaffeefilter seihen, Kräuterrückstand auspressen, mit einem halben Liter destilliertem Wasser oder noch besser Rosenwasser aufgießen. Verschlossen und kühl aufbewahren. Auch dieser aromatische Essig ist ein herrliches »After Shave«.

Zarte Beeren nähren das Dekolleté

Was wäre ein Sommer ohne Erdbeeren? Farbe, Geschmack und Geruch begeistern uns gleichermaßen wie unsere Mütter und Großmütter. Die Chemie hat den Duft und das Rot mit viel Aufwand in diverse Cremetöpfe und Schaumbadflaschen gezaubert. Aber in ihrer natürlichsten Form – frisch aus dem Garten – kommt die Erdbere am besten zur Wirkung. Das Vitamin C, mineralische Stoffe, ätherische Öle, Fruchtsäure und Zucker bilden eine wunderbare Harmonie. Mit saurem oder süßem Rahm vermischt, ergeben Erdbeeren eine nährende, beruhigende Packung, für normale bis trockene Haut. Je nach zubereiteter Menge bestreichen Sie Gesicht, Hals, Dekolleté oder auch die Arme. Die zarte Haut am Dekolleté, die durch zuviel Sonnenstrahlen zum Knittern neigt, ist für eine Erdbeer-Packung besonders dankbar.

Wir sind Oma einen Schritt voraus – wir können auch Früchte aus der Tiefkühltruhe verwenden. Zugegeben, sie können sich mit den frischen Erdbeeren nicht messen, aber sie ergeben immer noch eine feine Hautnahrung. Um den ausrinnenden Saft zu binden, nimmt man statt Rahm 40%igen Quark!

Madame Taillen, Gattin des Revolutionärs Taillen und berühmte Schönheit zur Zeit Napoleons, gönnte sich ein äußerst extravagantes Schönheitsrezept. Sie badete täglich in zehn Kilo zerkleinerten Erdbeeren und Himbeeren. Diese Prozedur werden Sie wohl kaum nachahmen. Gegen eine Dekolleté- oder Gesichtspackung ist dagegen wohl nichts einzuwenden.

Manche Menschen reagieren auf Erdbeeren mit stark juckenden Hautausschlägen. Leider sind für sie Erdbeeren auch als Schönheitsmittel nicht geeignet.

Schwarze Johannisbeeren haben einen besonders hohen Gehalt an

Vitamin C sowie B 2 und P, deren gefäßabdichtende Wirkung allzu roten Wangen zugute kommt. Wer »geplatzte« Äderchen hat, betupft die Wangen mit schwarzem Johannisbeersaft oder legt Wattebäuschchen auf, die mit Tee aus Johannisbeerblättern getränkt sind. Nicht zu verwechseln ist dieser Tee mit dem Johanniskrauttee, der, wie auch Johanniskrautöl, bei sensibler Haut, bei Rötung durch Sonne und Wind sowie bei erweiterten Äderchen wohltuend wirkt.

Brombeerblätter werden gegen Ende des Sommers gesammelt, getrocknet und ergeben, heiß aufgegossen, einen entzündungshemmenden Tee. Wenn Sie Pickel mit rotem Hof habe, legen Sie gekühlte Teekompressen auf die Haut!

Ei, das ist ein wahres Wunder

Das Ei hat eine unvergleichlich verschönernde Wirkung auf unsere Haut. Wenn man bedenkt, daß sich das Küken alles für seine Entwicklung Nötige daraus holt, ist das verständlich. Das für die normale Zell- und Gewebefunktion wichtige Cholesterin und Lecithin machen den Dotter so besonders wertvoll für normale und trockene Haut. Das Eiweiß hingegen ist wegen seines Reichtums an Vitaminen der B-Gruppe und Pantothensäure besser für normalen Teint.

Manche von Ihnen werden sich sicher noch an den Rummel rund um bebrütete Eier, denen man eine verjüngende Wirkung zuschrieb, erinnern. Vermutlich verlief sich die Sache wegen des für »faule« Eier typischen Geruchs. Doch ein Ei muß nicht stinken, um verschönernd zu wirken. Ein ganz einfaches Mittel, um die gefürchteten Fältchen rund um die Augen zu bekämpfen, ist folgendes: Verrühren Sie ein Dotter mit einem Teelöffel Olivenöl und drei Tropfen Zitronensaft. Streichen sie diese Masse behutsam auf die Augenpartie. Für eine Gesichtspackung verwenden sie Marlene Dietrichs Mayonnaisepackung, die schon die schöne spanische Herzogin von Alba – berühmt durch Goyas Gemälde – verwendete, um Fältchen wegzuradieren. Wenn Sie diese Packung mehrmals wöchentlich anwenden, glätten sich auch tiefere Augenfältchen.

Wollen Sie zu einem besonderen Anlaß rosig und frisch aussehen, streichen Sie den Schnee von einem Eiweiß auf, dem Sie einige Tropfen Zitronensaft beigemengt haben. Frauen mit fettiger Haut dürfen diese Packung öfter anwenden. Bei trockener Haut würde sie auf Dauer eher zu verstärkter Trockenheit führen.

Eidotter zur schonenden und pflegenden Haarreinigung verwendeten schon unsere Großmütter! Zwei Eidotter werden mit einem Gläschen Rum verrührt. Massieren Sie die Hälfte dieses selbstangefertigten Shampoos in die angefeuchteten Haare und lassen es fünf Minuten einwirken. Ausspülen und den Rest des Eishampoos einmassieren. Schwemmen Sie die Haare gründlich aus. Eine abschließende saure Spülung verleiht dem Haar wunderbaren Glanz. Dazu gibt man einen Schuß Obstessig oder den Saft einer Zitrone ins letzte Spülwasser.

Ei-Mayonnaisepackung

Rühren sie einen Dotter zusammen mit einigen Tropfen Zitronensaft und einem Kaffeelöffel Olivenöl kräftig durch. Fügen Sie noch einen Eßlöffel Olivenöl tropfenweise bei. Diese Mayonnaise streichen Sie auf Gesicht, Hals und Dekolleté. Die Augenpartie wird ausnahmsweise nicht ausgespart. Zwanzig Minuten wirken lassen.

Kartoffeln für die Schönheit

Sie wissen ja: Kartoffeln sind reich an Mineralstoffen, Vitaminen und anderen hautfreundlichen Substanzen. Wenn Sie vom Geschirrabwaschen oder von Gartenarbeiten rissige Hände bekommen haben, streichen Sie ein Püree aus gekochten Kartoffeln darauf. Diese Masse läßt sich auch zur Verfeinerung von zu trockener Gesichtshaut verwenden. Mischen Sie zu diesem Zweck noch ein Dotter unter und streichen Sie das Ganze auf Gesicht, Hals und Dekolleté. Einwirkungszeit zwanzig Minuten. Nachher wird die Packung mit lauwarmem Wasser abgewaschen. Die Packung wirkt noch intensiver, wenn Sie eine heiße Kompresse darüberbreiten.

Für normale und fettige Haut sind rohe Kartoffeln vorteilhafter. Sie werden staunen, wie schön Ihr Teint wird, wenn sie dünne Kartoffelscheiben zwanzig Minuten auf das Gesicht legen. Anschließend mit Wasser nachspülen. Damit die Scheiben nicht davonrutschen, können Sie ein feuchtes Tüchlein mit Nasenschlitz darüberbreiten. Neigen Sie nach einer durchfeierten Nacht zu geschwollenen Augenlidern? Halten Sie zwei große Kartoffelscheiben fünf Minuten lang dagegen. Die Schwellung wird rasch zurückgehen – vorausgesetzt, sie hat keine krankhaften Ursachen.

Warmes Püree für rauhe Hände

Kochen sie zwei Kartoffeln, schälen und zerdrücken Sie sie noch heiß und rühren Sie so viel Schlagsahne oder sauren Rahm dazu, daß eine geschmeidige Masse entsteht. Streichen Sie diese dick auf die Handrücken (die Unterarme werden gleich dazugenommen). Sie haben zwei heiße Kompressen vorbereitet, die Sie darüberbreiten – zu deutsch: Zwei längs gefaltete Geschirrtücher wurden in heißes Wasser getaucht und ausgewrungen. Nun geben Sie zwanzig Minuten Ruhe. Vielleicht nützen Sie die Zeit beim Fernsehen.

So bringen Sie Farbe in Ihr Haar

Wenn Sie sich auf die natürlichen Mittel besinnen, die Oma schon anno dazumal verwendete, können Sie zu Hause auch ohne Friseur Farbe oder farbige Reflexe in Ihr Haar zaubern. Kamille, Henna und Nußblätter verhelfen Ihnen zu einer individuellen, dezenten Tönung. Sie schädigen das Haar nicht durch chemische Säuren, sondern tragen ganz im Gegenteil zur Gesunderhaltung und Pflege bei.

Hätten Sie gerne rotschimmerndes Haar? Dann versuchen Sie es mit Henna. Es handelt sich dabei um die pulverisierten Blätter des Hennastrauches, der in Asien, Australien und Afrika wächst. Man bekommt Henna in Drogerien und in größeren Städten sogar in Boutiquen. Bei blondem oder gebleichtem Haar sollten Sie Henna nur mit äußerster Vorsicht gebrauchen, da es karottenrote Tönungen hervorrufen kann! Ein Test mit einem abgeschnittenen Strähnchen des Deckhaares wird Ihnen zeigen, wie lange Sie den Hennabrei einwirken lassen dürfen. Rühren sie das Pulver mit so viel heißem Wasser an, daß der Brei gerade noch vom Löffel fließt. Da sich der Hennabrei schlecht auswaschen läßt, empfiehlt es sich, einen Eidotter unterzumengen. Lassen Sie sich von der grünlichen Farbe nicht täuschen! Scheiteln Sie das gewaschene Haar und tragen Sie den Hennabrei auf. Das ganze Haar muß völlig bedeckt sein. Geben Sie eine Plastikhaube darüber und wickeln Sie noch ein Frottierhandtuch darum. Die feuchte Wärme unter der Haube trägt viel zum guten Gelingen der Tönung bei. Man läßt das Henna je nach gewünschter Tönung von zehn Minuten bis zu zwei Stunden einwirken.

Blondes Haar läßt sich mit Kamillentee aufhellen. Besonders gut eignet sich dafür die nicht ganz billige römische Kamille, die man in Apotheken oder Drogerien bekommt. Überbrühen Sie zwei Handvoll Feldkamille oder zwanzig Blüten römische Kamille mit einem Liter kochendem Wasser. Eine Stunde ziehen lassen, dann den Saft von zwei Zitronen beifügen, abseihen und das gewaschene Haar ausdauernd damit spülen.

Der Nußschalen- oder Nußblättertee eignet sich für braunes Haar, dem man auch mit einem Rest schwarzem Tee einen intensiveren Farbton verleiht. Graues Haar spülen Sie mit Waschblau, das den häßlichen Gelbstich übertönt.

Nußschalentee für dunkelbraunes Haar

Wenn Sie dunkelbraunes Haar haben, können Sie mit einem Nußschalen- oder Nußblättertee einen intensiveren, leuchtenden Farbton erreichen.

Kochen Sie eine Handvoll grüne oder getrocknete Nußblätter oder grüne (äußere) Nußschalen in einem halben Liter Wasser kurz auf, und lassen Sie das Ganze eine halbe Stunde ziehen. Sie spülen Ihr gewaschenes Haar mit dem abgeseihten Tee, indem Sie ihn mit den Händen fünf Minuten lang gegen das Haar »werfen«.

Honigmasken – Flitterwochen für die Haut

»Honeymoon« – Honigmond nennt man im Englischen die Flitterwochen, weil Honig der Inbegriff des Süßen und Schönen ist. Honig war bereits zur Hochblüte der altägyptischen Kunst bekannt. Und er wurde nicht nur zum Süßen, sondern auch als Heil- und Schönheitsmittel verwendet. Auch für Großmama mit ihrem Sinn für das Gesunde und Praktische war Honig Heil- und Schönheitsmittel gleichermaßen.

Honig, der viele Vitamine – vor allem solche aus der B-Gruppe – und wertvolle organische Säuren enthält, besitzt auch ein entzündungshemmendes Ferment, das sogenannte Inhibin. Man stellte fest, daß Honigauflagen den Heilungsprozeß bei Wunden beschleunigen und Eiterungen weitgehend verhindern. Verständlich, daß Honig auch der gesunden Haut guttut.

»Jemandem Honig um den Mund schmieren« – diese sprichwörtliche Methode des Einschmeichelns sollten Sie realisieren, wenn Ihre Lippen spröde und aufgesprungen sind. Streichen Sie eine dünne Schicht Honig darauf und lassen Sie ihn beliebig lang einwirken. Über das Entfernen brauchen wir kein Wort zu verlieren.

Die hautverfeinernde Wirkung des Honigs zeigt sich auch bei Anwendung einer Honig-Brei-Maske. Das Rezept: Zermahlen Sie zwei Eßlöffel Hafermark oder Haferflocken in Omas Kaffeemühle, geben Sie einen Teelöffel Honig und so viel Kamillentee dazu, daß ein dicker Brei entsteht. Dieser wird auf Gesicht und Hals aufgetragen und nach 20minütiger Einwirkungszeit mit lauwarmem Wasser abgewaschen. Der Brei wird steif, es ist daher ratsam, sich hinzulegen, damit das Gesicht »ruhiggestellt« ist und Falten sich nicht fixieren. Wer sehr trockene Haut hat, nimmt an Stelle des Kamillentees eine entsprechende Menge Olivenöl. Bei fahlem Teint erzielt diese Packung eine verblüffende Wirkung. Auch das Honig-Gesichtswasser wirkt nicht nur erfrischend, sondern macht auch einen rosigen Teint.

Vorsicht: Verwenden Sie Honig beim ersten Test nur sparsam. Die darin enthaltene Ameisensäure kann bei überempfindlicher Haut Reizerscheinungen wie zum Beispiel Rötungen hervorrufen, die jedoch nach kurzer Zeit wieder verschwinden.

Honig-Gesichtswasser

Ein hautklärendes und zugleich erfrischendes Gesichtswasser erhalten Sie, wenn Sie folgende Zutaten mixen: Ein achtel Liter destilliertes Wasser (in der Apotheke erhältlich), ein Teelöffel Honig, ein Eßlöffel frisch gepreßter Zitronensaft. Dazu geben Sie Kamillenkonzentrat. Bewahren sie das Fläschchen mit diesem Gesichtswasser im Kühlschrank auf.

Fette Haut? Da hilft Hefe!

Jede Hausfrau verwendet Hefe, wenn sie Mehlspeisen bäckt. Tausende von Mikroorganismen wirken bei der Bildung von Hefe zusammen. Ihr Nährboden ist das gekeimte und gemalzte Korn der Braugerste. Aber Hefe wird nicht nur in der Küche verwendet. Hefe ist auch ein bewährtes Heilmittel, da die Hefezelle voller biologisch hochaktiver Stoffe ist. Sie enthält unter anderem das Vitamin H oder Biotin. Fehlt das Biotin in der Nahrung, so produzieren die Talgdrüsen der Haut mehr Talg als nötig. Die Poren werden verstopft, die Folgen sind sattsam bekannt: Pickel, Mitesser, glänzende Haut.

Wer zu unreiner, fettiger Haut neigt oder an Akne leidet, sollte es mit einer Hefekur versuchen, die mindestens fünf Wochen lang durchgeführt werden sollte: Schlucken Sie zweimal täglich, am besten morgens und abends, ein haselnußgroßes Stück Hefe. Bei einiger Ausdauer werden die Talgdrüsen ihre Produktion einschränken, die Haut wird klar und fein. Ein Zusatznutzen: Haare und Nägel gewinnen an Festigkeit.

Als Unterstützung der Hefekur streichen Sie jeden zweiten Tag eine Packung auf das Gesicht. Lassen Sie ein halbes Päckchen zerriebener Hefe mit knapp einem achtel Liter Wasser an einem warmen Ort quellen. Streichen Sie die Masse auf die gereinigte Haut und warten Sie, bis sie trocken ist. Dann mit einem in warmem Wasser getränkten Handtuch aufweichen und anschließend abwaschen. Nicht kurz vor dem Ausgehen anwenden, da unter Umständen vorübergehend rote Flecken entstehen können.

Bei leicht fettiger oder trockener Haut kann man dem Teint die hautfreundlichen Stoffe der Hefe durch getrocknete Bierhefe zuführen.

Hopfen, der dem Bier den bitteren Geschmack gibt, besitzt ein völlig unschädliches Pflanzenhormon, das den Östrogenen, den weiblichen Keimdrüsenhormonen, gleicht. Ein Hopfenhaarwasser kann

Haarausfall zum Stillstand bringen. Da Hopfen die Durchblutung fördert, sollten blasse Frauen öfter einmal einen Rest Hopfenbier auf das Gesicht auftragen und es erst nach fünfzehn Minuten abwaschen.

Daß helles Bier ein hervorragender Haarfestiger ist, wissen Sie sicher. Ein achtel Liter Bier auf das handtuchgetrocknete Haar verteilen und Haar aufwickeln. Das Resultat ist eine haltbare, seidig glänzende Frisur.

Hopfenwässerchen gegen Haarausfall

Vermischen Sie in einer großen Flasche ein zehntel Liter Hopfendoldentinktur mit einem halben Liter Rosenwasser und einem achtel Liter 50%igen Alkohol (Sie bekommen alles in der Apotheke). Diese Mischung füllen Sie am besten in handliche Fläschchen mit engem Hals und Schraubverschluß ab. Tragen Sie dieses Haarwasser morgens und abends auf die Kopfhaut auf, indem Sie nacheinander enge, parallele Scheitel ziehen. Dann massieren: Verschieben Sie die Kopfhaut, ohne mit den Fingern hin- und herzurutschen.

Geben Sie den »Jahresringen« Süßes

Nichts gegen die moderne Kosmetikindustrie – sie verwöhnt uns in solchem Übermaß mit raffinierten Pflegeprodukten, daß wir uns oft zu Recht fragen: »Wie schaffte es Großmutter, ohne all diese Kostbarkeiten auszukommen?« Ganz einfach: Sie machte sich die Nähr- und Pflegestoffe zunutze, die ihr in Form appetitlicher Früchte am Wegrand entgegenwuchsen – Aprikosen und Pfirsiche verhalfen Oma ohne finanziellen Aufwand zu einer bewundernswerten »Pfirsichhaut«. Die süßesten Früchte sind ein billiges Schönheitsmittel für alle, deren Haut ein bißchen welk, müde, mit einem Wort, nicht mehr die jüngste ist. Bananen, Marillen und Pfirsiche enthalten genau die Vitamine und Spurenelemente, die der Haut Feuchtigkeit, Spannkraft und Jugendfrische zurückgeben.

Die Wirkstoffe der Aprikose sind vor allem das Karotin, das in der Haut direkt zu Vitamin A umgewandelt wird, die Vitamine der B-

Gruppe, wobei das Vitamin B 2 eine wichtige Rolle bei der Zellatmung übernimmt, das Vitamin C, Spurenelemente und Mineralien. Durch das Vitamin A verhilft die Aprikose der Haut zur Fähigkeit, Feuchtigkeit aufzunehmen und zu speichern, was zur Straffung und damit zu verjüngtem Aussehen führt. Die Anwendungsweise ist einfach: Zerdrücken Sie eine geschälte überreife Aprikose mit der Gabel und streichen Sie den aromatischen Brei auf Gesicht und Hals. Um die Wirkung zu erhöhen, können Sie das Gesicht mit einer warmen Kompresse abdecken. Nach zwanzig Minuten wird der Brei mit lauwarmem Wasser entfernt. Haben sie wenig Zeit, kreisen Sie mit der saftigen Fläche einer halbierten Aprikose über das Gesicht. Nach beliebig langer Zeit können Sie den Aprikosensaft mit einem Stück feuchter Watte abwischen. Auch der Pfirsich enthält in seinem gelben Fleisch reichlich Karotin und Spurenelemente, die anregend auf die Zellfunktion wirken und Aufbaustoffe für die Haut liefern. Anwendung wie bei der Aprikose!

Das Bananenrezept wirkt auch gegen erschlaffte Haut! Verwöhnen Sie einmal strapazierte Hautzonen Ihres Körpers: Vermengen Sie zwei, drei braune Bananen (bevor Sie sie wegwerfen) mit einem Viertelpäckchen Quark, tragen Sie den Brei dort auf, wo Ihre Haut schlaff, trocken oder runzelig ist.

Bananenwickel gegen Halsfalten

»Jahresringe« lassen sich bedauerlicherweise am besten am Hals ablesen. Um dem zu begegnen, verfahren Sie so häufig wie möglich nach folgendem Rezept:

Eine halbe überreife Banane wird mit der Gabel zerdrückt. Rühren Sie zwei Kaffeelöffel Mandelöl dazu, und streichen Sie diesen Brei dick auf den Hals. Nun geben Sie einen feuchtheißen Wickel darüber: Sie falten ein kleines Handtuch in Halsbreite zusammen, drücken es in sehr heißem Wasser aus und legen es auf. Lassen Sie den Bananenwickel möglichst lange wirken.

Tolle Tips aus Omas Geheimtruhe

So wirken Masken doppelt gut

Gesichtsmasken wirken im warmen, dampferfüllten Badezimmer
doppelt so gut. Wenn Oma in der dampfenden Waschküche stand,
versüßte sie sich ihre harte Arbeit oft mit einer selbstgefertigten
Schönheitsmaske. Sollten Sie keine Maske im Haus und auch keine
Lust haben, sich schnell eine zu machen, tut's auch die gewohnte
Creme. Sie wird besonders dick aufgetragen und später mit einem
feuchten Wattebausch entfernt.

Kräuterlauge zur Entspannung

Oma wußte sofort Rat, wenn ein Mitglied der Familie abgespannt
war: Dem Badewasser des Betreffenden wurde flugs ein Aufguß von
Kamillen, Kalmuswurzeln und Pfefferminze beigemischt. Oma ach-
tete streng darauf, daß in dieser Kräuterlaube mindestens eine halbe
Stunde lang gebadet wurde.

Hilfe bei Schuppen

Auch gegen Schuppen hatte Großmutter ein bewährtes Rezept: Die
Kopfhaut wurde zweimal wöchentlich mit Roggenkleie gewaschen.
Eine großartige Wirkung erzielte man, wenn die Kopfhaut über
Nacht mit Lanolin-Creme, Vaseline oder Rindermarkpomade einge-
rieben wurde.

Duftende Essenzen

Um Lavendelwasser zu bekommen, löste Oma 175 Gramm Lavendelöl in vier Liter Alkohol. Die feinste Sorte erhielt sie durch Destil-
lation von sechzig Gramm englischem Lavendelöl mit zweieinhalb
Liter Alkohol und einem halben Liter Rosenwasser.
    Über Lavendelöl, das aus den Blüten des Lavendels gewonnen
wird, erfuhren unsere Großmütter um die Jahrhundertwende folgendes: »Es ist hellgelblich, dünnflüssig, riecht sehr angenehm und
schmeckt streng aromatisch. Es verändert sich sehr leicht an der Luft

und durch Licht und ist daher stets verschlossen und im Dunkeln aufzubewahren. Lavendelöl wird zum Parfümieren benutzt und hilft gegen Migräne und nervöse Aufregung. Das englische Lavendelöl ist bei weitem feiner als das französische. Eine geringere Sorte des Lavendelöls ist das sogenannte Spicköl, das zum Parfümieren von Seife, zum Firnissen und zum Auftragen von Porzellanfarben benützt wird.«

Weg mit den Sommersprossen!

Gegen Sommersprossen kannte Großmutter natürlich viele Rezepte – schließlich war zu ihrer Zeit nicht sportlich brauner Teint, sondern noble Blässe gefragt. Oma empfahl, feingeriebenen Meerrettich mit Weinessig zu übergießen und das Gemisch 24 Stunden lang verschlossen stehen zu lassen. Mit dieser Flüssigkeit sollte dann das Gesicht zwei Wochen lang jeden Abend eingerieben werden, damit die Sommersprossen verblaßten. Einen ähnlichen Erfolg versprach sich Oma davon, daß man sich jeden Abend das Gesicht mit verdünntem Zitronensaft einrieb. Vorher sollte die Haut mit einer Mischung von zwei Gramm Salizylsäure, drei Gramm grüner Kaliseife und zwanzig Gramm weißer Vaseline behandelt werden, um den Erfolg der Schönheitskur zu garantieren. Das Wichtigste war jedoch, daß man sich nie dem direkten Sonnenlicht aussetzte und nur mit Sonnenschirm spazierenging.

Schöne Nägel durch Zinnkraut

Dank seines Gehaltes an Kieselsäure wirkt Zinnkraut stärkend auf die Anhanggebilde der Haut, also auf Haare und Nägel. Das war der Grund, warum die Frauen anno dazumal es nicht nur als Putzmittel für feine Metalle benutzten! Tauchen Sie Ihre Fingerspitzen zweimal pro Woche in ein zehnminütiges Wechselbad aus warmem Öl und einem Zinnkraut-Aufguß. Brüchige, splitternde Nägel werden dadurch wieder fest und glatt. Den Aufguß stellen Sie her, indem Sie pro Tasse einen Teelöffel Zinnkraut aufkochen und kurz ziehen lassen. Unterstützen können Sie diese Nagelkur, wenn Sie täglich zwei Tassen Tee trinken. Auf einen Liter Wasser rechnet man etwa zwei Handvoll Zinnkraut.

Masken selbst gemacht

Aufbau- und Nährmasken müssen Sie nicht aus der Parfümerie holen – sie haben alle notwendigen Bestandteile in der Küche: Honig, Eigelb, Olivenöl, Sahne, Gurkensaft und Zitrone sind die besten Hausmittel für die Schönheit. Mischen Sie davon je nach Lust und Laune so viel in die Nährcreme, bis ein dicker, sämiger Brei entsteht. Tragen Sie die Masse messerrückendick auf das Gesicht auf. So – jetzt wäre der richtige Augenblick für ein Erholungsbad gekommen. Nehmen Sie sich zwanzig Minuten Zeit, und entspannen Sie sich in der Badewanne. Durch den Dampf und die feuchte Luft können die Wirkstoffe noch besser in die Haut eindringen.

Öl für den Hals

Die Haut am Hals altert schneller als die Gesichtshaut. Außerdem sind Schals, Mantelkragen und Rollkragenpullis die größten Feinde der zarten Haut am Hals. Eine warme Ölkompresse wirkt hier wahre Wunder. Lassen Sie sie während der Dauer eines Bades einwirken. Nicht nachcremen, nur behutsam mit einem kühlen Tuch abtupfen.

Natron gegen Zahnbelag

Während einer Diät kann sich ein unangenehmer Belag auf den Zähnen bilden. Putzen Sie sich während der Diät die Zähne mit einer Messerspitze Natron, das Sie auf Ihre Zahnbürste streuen.

Rauhe Hände werden wieder weich

Rauhe Hände werden schnell wieder samtweich, wenn Sie sie mit einer selbsthergestellten Mischung aus Mandelöl und Zitronensaft einreiben.

Salzwickel für die Füße

Verhornter Haut an den Zehen rücken Sie am besten mit dem guten, alten Bimsstein zuleibe. Stecken Sie Ihre Füße vorher eine Viertelstunde lang in ein warmes Bad – die Hornschichten lassen sich dann leichter beseitigen. Besonders hartnäckige Hornschichten können mit einem Umschlag aus essigsaurer Tonerde aufgeweicht und dann leicht entfernt werden. Am Abend sorgen Sie dafür, daß Ihre armen belasteten Füße entstaut werden. Lagern Sie sie eine Nacht lang hoch, und massieren Sie die Gelenke rund um die Knöchel mit einer Jodsalbe. Sie können diese Salbe selbst herstellen: 25 Gramm Vaseline, zehn Gramm Lanolin und drei Gramm Kaliumjodid werden gut durcheinandergemischt. Sind die Fußgelenke sehr verdickt, gönnen Sie sich zwischendurch Salzwickel (hochgelagert etwa eine Stunde einwirken lassen).

Ein schöner Rücken kann entzücken!

Am Rücken zeigen sich besonders häufig Hautunebenheiten, Pusteln und Mitesser. Mit einem alten Trick aus Omas Schatzkiste können Sie im Handumdrehen einen schönen, glatten Rücken bekommen: Ein rauhes Frottierhandtuch wird dreimal in der Längsrichtung gefaltet. Die Enden werden oben und unten mit einigen Stichen zusammengenäht und auf jeder Seite ein starkes Band befestigt. Dann wird eine Seite des gefalteten Handtuches kräftig mit Teerschwefelseife eingeschäumt. So, nun fassen Sie mit jeder Hand je ein Band, legen das Handtuch auf den vorher mit Wasser benetzten Rücken und frottieren beherzt herauf und herunter (linke Hand vorne oben, rechte Hand unten am Rücken). Wechseln Sie dann von links nach rechts. Anschließend den Schaum zehn Minuten einziehen lassen. Danach mit Körperöl behandeln. Wer mit den Händen den Rücken nicht erreicht, umwickelt einen Kochlöffel mit einem Taschentuch, tränkt dieses mit dem Öl und bestreicht damit den Rücken.

So werden Augen strahlend!

Auch früher wußten die Frauen, wie sie ihre Augen zum Strahlen bringen können: Sie machten sich ein Augenbad aus Borwasser und Fenchelwasser zu gleichen Teilen. Entweder Sie kaufen die Mischung gebrauchsfertig in der Apotheke, oder Sie stellen sich die Lösung aus Borwasser und einem Fencheltee-Aufguß selbst her. Ein Augenbadewännchen wird gegen das Auge gedrückt, der Kopf zurückgebeugt und das Lid geöffnet. Die Flüssigkeit muß den Augapfel umspülen! Der Augapfel soll außerdem mehrmals im Kreis gerollt werden. Nach dem Augenbad – wer keine Augenbadewanne hat, nimmt einfach einen Eierbecher – vorsichtig, ohne die zarten Hautgewebe zu zerren, abtrocknen. Dann kurze Augengymnastik: Lider schließen. Ausatmen. Lider öffnen und, ohne die Kopfhaltung zu verändern, zehnmal hintereinander so weit wie möglich erst nach rechts, dann nach links, oben und unten blicken.

Übrigens: Nach ausgedehnten Sonnenbädern oder einem Abend in verrauchter Luft wirkt diese Augenkur wahre Wunder!

Hilfe bei eingewachsenen Fußnägeln

Fußnägel sollten stets nach dem Bad geschnitten werden, und zwar waagrecht, ohne die Ecken zu runden. Sonst wachsen sie leicht ein und bereiten Schmerzen. Ist das Unglück schon geschehen, machen Sie in der Mitte des Nagels einen kleinen, senkrechten Einschnitt. Dann verliert er die Spannung und löst sich wieder aus der Haut heraus. Oder Sie feilen die Nagelmitte dünner. Auch das entspannt!

Hilfe bei fettem Haar

Wer stark fettendes Haar hat, braucht nicht auf häufige Haarwäsche zu verzichten. Einzige Voraussetzung: Waschen Sie Ihr Haar nicht mit einem Shampoo, sondern verrühren Sie einen Eidotter mit einem Schuß Weinbrand! Diese Mischung reinigt gründlich, ohne die Talgdrüsen der Kopfhaut zu reizen.

Mitesser und Hautspannen

Meist spannt die Haut, nachdem die lästigen Mitesser ausgedrückt wurden. Auch hier wußte Oma Rat: Mit Wasser gesättigtes Glyzerin bindet Feuchtigkeit auf der Haut. Der Trick gegen das Hautspannen nach dem Mitesserausdrücken besteht darin, die feuchte (!) Haut mit Glyzerin einzureiben. Das Spannungsgefühl verschwindet sofort, die Haut bleibt glatt und sauber.

Omas Hausmittel für Küche und Keller

»Was du heute kochen sollst,
mußt du selbst entdecken.
Einzige Bedingung ist:
Gut muß es mir schmecken!«

Spruch um 1905

Daß Omas tägliche Hausarbeit kein Honiglecken war, steht außer Frage. Aber gerade weil Oma weder technische noch chemische Hilfen hatte, war sie so bewundernswert erfinderisch. Weder Heimcomputer noch Haushaltstechnik, noch chemische Saubermacher konnten die bewährten Tricks aus Großmutters Zeiten verdrängen. Im Gegenteil. Die praktischen Kniffe, die die Frauen der Vergangenheit entwickelten, um mit Haushaltsproblemen fertig zu werden, sind wieder stark im Aufwind. Nicht etwa deshalb, weil wir in unserem Hang zur Nostalgie Omas Leben unkritisch verherrlichen. Nein, wir haben eingesehen, daß ihr Wissen Substanz hat und unersetzlich ist. Das gilt auch für Omas Kochkünste. Mag sein, daß ihre Hausmannskost heute oft zu deftig ist – aber was wäre die »Neue Küche« ohne Omas tolle Tips? Natürlich sind Tiefkühlkost und Schnellgerichte aus unserem Leben nicht mehr wegzudenken. Doch auch die moderne Küche läßt sich mit Hilfe von Omas Wissen leichter praktizieren. Ganz zu schweigen von den unzähligen, liebevollen Tricks, mit denen sie einfache Gerichte aufpeppte und einen eintönigen oder ärmlichen Speisezettel bereicherte...

Gewußt wie – in der Küche

gutes Essen war nicht nur für Oma, sondern auch für ihren Herrn Gemahl und die restliche Familie ein wichtiges Kapitel. Man erwartete, daß immer etwas Eßbares im Haus war und daß die überreichlichen Mahlzeiten schmackhaft waren. Leicht war das nicht, so ganz ohne Kühlschrank und Tiefkühltruhe, ohne den Supermarkt um die Ecke und mit einem schmalen Geldbeutel.

Niemand wird behaupten, daß Omas Kochkünste immer perfekt waren. Im Gegenteil. In der guten alten Zeit, in der oft und viel gekocht wurde, kam es sogar recht häufig zu Pannen in der Küche. Aber die Köchin von anno dazumal war ebenso klug wie phantasievoll und wußte sich immer zu helfen...

Überkochen der Milch verhindern

Oberen inneren Rand des Kochtopfes mit etwas Butter bestreichen.

Fleischbrühe wird klar

Eiweiß mit Eierschale zugeben und Suppe absieben.

Probe, ob Fische frisch sind

Der Fisch ist nicht frisch, wenn die Augen hervorquellen und das rohe Fleisch weich ist. Bleibt der Fingereindruck auf dem Fleisch lange sichtbar, so ist der Fisch alt. Rote Kiemen sind ein Zeichen, daß der Fisch frisch ist. Je blasser die Kiemen, desto älter ist der Fisch.

Hart- oder Dauerwurst bleibt lange haltbar

Würste mit einem Pinsel bestreichen, den Sie in gelöstes Stearin getaucht haben. Dann trocken und kühl aufhängen. Die Würste halten sich so sehr lange.

Fleisch richtig klopfen

Schlegel während des Klopfens öfter ins Wasser tauchen. Das Fleisch läßt sich besser klopfen und reißt weniger.

Kartoffeln durch Kochen verbessern

Wäßrige oder schlechte Kartoffeln, wenn sie weichgekocht sind, vom Feuer nehmen und ohne Wasser wieder auf das Feuer stellen und eine Minute »trocknen« lassen.

Ranzigwerden des Öls verhindern

In die Flasche auf das Öl etwas Schnaps schütten. So ist es luftdicht abgeschlossen.

Bei süßen Speisen Zucker sparen

Sie verbrauchen bedeutend weniger Zucker, wenn man während des Kochens eine Prise Salz beigibt.

Alten Käse schmackhaft machen

Käse vor Gebrauch einige Stunden in kalte Milch legen.

Zwiebel dörren

Gedörrte Zwiebeln sind immer gebrauchsfertig und besonders schmackhaft. Zwiebel schälen, in dicke Scheiben schneiden, fünf Minuten dämpfen und an der Sonne trocknen lassen.

Strahlend weißer Zuckerguß

Rühren sie Zucker nicht mit Wasser, sondern mit Milch an, er wird besonders schön weiß.

Eigelb wird fest

Eigelb wird besonders fest, wenn es über Dampf mit etwas Zucker schaumig gerührt wird.

Alte Marmeladen

Hat sich die obere Schicht im Einmachglas verhärtet, so träufeln Sie einige Tropfen Rum ein und verrühren Sie damit die Zuckerkruste. Sie wird weich.

Vanillezucker selbst herstellen

Geben Sie in einen Behälter mit Puderzucker einige aufgeschnittene Vanilleschoten und schließen Sie das Ganze luftdicht ab.

Grießnockerln retten

Diese bekannte und beliebte österreichische Suppeneinlage gelingt auch guten Köchen nicht immer mundgerecht. Sind sie zu fest geraten, werden sie zuerst in kaltes, dann in heißes Wasser gelegt und anschließend ein paarmal aufgekocht.

Versalzene Saucen retten

Rohe Kartoffel in Scheiben schneiden, in die Sauce geben und fünf Minuten darin ziehen lassen. Anschließend entfernen. Je nach Geschmack und Menge hilft auch die Zugabe von einem Eßlöffel Sahne.

Eireste vom Panieren verwenden

Sie am besten als Eintropf für Suppen.

Hülsenfrüchte aufbewahren

Sie halten länger und bleiben besser, wenn sie trockenes Salz beimischen. Vor Verwendung der Hülsenfrüchte muß das Salz gründlich herausgewaschen werden.

Backfett, das nicht mehr gut aussieht,

weil es schon verwendet wurde, sollten Sie besser nicht mehr gebrauchen. Läßt es sich trotzdem nicht umgehen, so legen Sie in das heiße Fett verschiedene frische Kräuter. Diese saugen die schlechten Stoffe auf.

Fleischbrühe von kräftiger Farbe

Große Zwiebel halbieren und von beiden Seiten sehr dunkel rösten. Diese Zwiebel von Anfang an in der Suppe mitkochen.

Spiegeleier gelingen besonders gut

Erfahrungsgemäß gelingen Eiergerichte am besten in schmiedeeisernen Pfannen. Pfannen regelmäßig mit Salz und »Butterbrotpapier« ausreiben.

Geschälte Knoblauchzehen aufbewahren

In Salatöl legen. Das aromatische Öl kann ebenfalls verwendet werden.

Sellerie wieder frisch machen

In Wasser legen, dem Sie rohe Kartoffelscheiben zugesetzt haben.

Pudding ohne Haut

Über den in Gläser abgefüllten Pudding etwas Zucker streuen.

Frischeprobe bei Eiern

● Frische Eier sind rauh, ältere glatt und glänzig.
● Frisches Ei sinkt in einer Schüssel mit kaltem Wasser, in dem eine Prise Salz beigemischt ist, bis auf den Boden, ältere Eier schwimmen weiter an der Oberfläche.

Bratwürste platzen nicht

Vor dem Braten fünf bis zehn Minuten in heißem Wasser ziehen lassen oder vor dem Braten in Mehl wälzen.

Hartgewordener Zucker oder Salz

Zucker: Eine frische Semmel in die Zuckertüte geben und fest verschließen. Nach einigen Stunden hat sich der Klumpen gelöst.
Salz: Mit dem Reibeisen zerkleinern.

Gesprungene Eier sieden

Um gesprungene Eier kochen zu können, ohne daß sie auslaufen, müssen Sie sie in weißes Seiden- oder Pergamentpapier wickeln, bevor Sie die Eier ins Wasser geben. Das Papier legt sich dicht auf die Schale und verhindert das Auskochen. Außerdem: Das Einwickeln der Eier ist auf jeden Fall gut, wenn Sie ein Aufspringen oder Auskochen von vornherein vermeiden wollen.

So bleibt Obst ein Jahr lang frisch

Obst lagert man richtig, indem man auf jede Horde nur eine Lage legt, damit man es bequem durchsehen kann und die Luft Zutritt hat. Obst soll nicht zusammen mit Kartoffeln, Gemüse oder gärenden Getränken gelagert werden. Es darf auf Stroh liegen, soll aber nicht damit bedeckt werden. Im Herbst den Keller gut lüften. Lagerung in Torfmull: Nur einwandfreies Obst, das man einzeln in Seidenpapier einwickelt, verwenden. Der Boden der Kiste wird mit einer zweifingerdicken Schicht aus trockenem Torfmull belegt, darauf kommt die erste Obstlage usw. Die Zwischenräume füllt man mit Torfmull aus. Die oberste Schicht deckt man mit fünf Zentimeter Torfmull und Zeitungspapier.

Kleine Kniffe – große Wirkung

Was tun, wenn...

...sich Einkochgläser absolut nicht öffnen lassen? Halten Sie die Gläser für kurze Zeit mit dem Deckel nach unten in heißes Wasser. Der Deckel läßt sich dann mühelos abheben. Es gibt aber auch ein Gerät zu kaufen, das auf verschiedene Glasgrößen eingestellt werden kann.

...das Eiweiß vom Ei trotz tüchtigen Schlagens nicht steif wird? Nehmen Sie eine Prise Salz und einige Tropfen Zitronensaft oder kaltes Wasser und der Schnee läßt sich herrlich steif schlagen.

...der Kuchen immer kleben bleibt? Fetten Sie die Kuchenform nicht mit Butter ein, da diese immer etwas Wasser enthält. Nehmen Sie Fett oder Öl und der Kuchen bleibt nicht mehr kleben.

...Sie Weintrauben länger aufbewahren wollen? Säubern Sie die Trauben von faulen Beeren und versiegeln Sie die Schnittfläche des Stiels mit Siegellack. Dann hängen Sie die Traube in einem kühlen Raum – aber nicht im Keller – frei auf.

... Sie das Braunwerden von Birnen verhindern wollen? Beträufeln Sie die Birnen gleich nach dem Schälen mit Zitronensaft oder legen Sie die geschälten Früchte in Zuckerkochwasser.

... Sie schöne Scheiben von frischem Brot schneiden wollen. Tauchen Sie vor jedem Schnitt das Messer in kaltes Wasser.

... das Bratenfett beim Anbraten spritzt? Streuen Sie etwas Salz in das Fett und das Spritzen hört sofort auf.

... die Buttercreme geronnen ist? Die Creme kann noch gerettet werden, indem sie auf einen Topf mit kochendem Wasser gestellt wird. Das Fett wird wieder geschmeidig und die Creme glatt.

... Sie Eidotter aufbewahren wollen? Geben Sie die Dotter in eine Tasse mit kaltem Wasser. Die Eidotter halten sich so einige Tage, ohne einzutrocknen.

... Sie Eigelb zum Abziehen verwenden wollen? Das Eigelb gerinnt nicht, wenn Sie es mit kalter Flüssigkeit glatt verquirlen. Am besten ist, Sie nehmen dazu Mineralwasser.

... Sie besonders guten Fisch kochen wollen? Fügen Sie dem Fischkochwasser einen Schuß Milch zu.

... Sie Krautköpfe einlagern wollen? Legen Sie die Krautköpfe auf ein Holzgestell oder in Lattenkisten. Alle acht Tage sollten Sie nachsehen, ob keine faulen Stellen an den Kohlköpfen sichtbar sind.

... sich Schimmel im Brotkasten bildet? Der Brotkasten sollte häufig mit Essigwasser ausgewaschen werden. So wird die lästige Schimmelbildung am Brot verhindert.

... Kartoffeln angebrannt sind? Kartoffeln verlieren ihren Brandgeschmack, indem man die Kartoffeln, die nicht angebrannt sind, in einen anderen Topf gibt, Salz und kaltes Wasser zugibt und sie kurz aufkochen läßt, ehe man sie abgießt.

...Orangeat am Messer kleben bleibt? Es läßt sich leicht hacken, ohne daß es am Messer klebt: man bestreicht die Schnittfläche des Wiegemessers mit etwas Butter. Das Umherfliegen verhindert man durch Bestreuen mit feinem Zucker. Nach grober Vorzerkleinerung benutzt man dann einen Schneidroller.

...Mürbteig bröckelt? Er bröckelt nicht, wenn man dem Teig je nach Menge einen Eßlöffel Essig beimischt.

...Kompott verfeinert werden soll? Lassen Sie nach dem Garwerden ein Stückchen Butter darin zergehen, ehe Sie es kaltstellen.

...Hefegebäck schwer verdaulich ist? Es wird bekömmlicher, wenn man dem Teig etwas Ingwer beimischt. Je nach Menge des Teiges nimmt man eine Messerspitze bis einen Teelöffel voll.

...Parmesankäse aufbewahrt werden soll? Geben Sie ihn in ein Gefäß mit Salz. Das Salz muß den Käse von allen Seiten umgeben. Ansonsten droht Schimmelgefahr.

...Hefeteig nicht aufgeht? Er wird durch folgenden Trick sofort backfertig: Man rollt ihn auf, stäubt gleichmäßig eine entsprechende Menge Backpulver darüber, knetet alles gut durch und kann gleich mit dem Backen beginnen.

...Kakao klumpt? Er klumpt nicht und bildet keinen Bodensatz, wenn man ihn vor dem Anrühren trocken mit Zucker gut vermischt und zum Anrühren warme Milch verwendet.

Tolle Tips aus Omas Geheimtruhe

Nichts kommt aus dem Kochtopf, was man nicht vorher hineingetan hat!

Diese alte Köchinnen-Weisheit gilt heute mehr denn je. Gut kochen und besser essen ist vor allem eine Frage der tadellosen Zutaten.

Essen, was der Markt bietet

Na klar? Was sonst? Wenn Sie jetzt noch das Wort »Markt« mit »Saison« übersetzen, entdecken Sie, was gemeint ist: Naturprodukte sollte man nur essen, wenn sie am besten sind: In ihrer Saison.

Fischers Fritz fischt frische Fische

Und er weiß warum! Nur frischer Fisch ist guter Fisch. Und frisch ist er, wenn er nach Wasser, nach Meer riecht. Fischelt er, lassen Sie die Finger davon!

Aber bitte mit Zitrone

Einige Tropfen Zitrone bringen den Eigengeschmack von Fisch, Geflügel, Fleisch und Früchten erst richtig zur Geltung. Und zudem enthält der Saft noch wertvolle Vitamine.

Ein guter Koch wirft nichts weg!

Sehnen, Flechsen, Knochen und Abschnitte von Geflügel, Fleisch und Fisch sind die beste Grundlage für aromatische Saucen. Selbst das Gerippe von gebratenem Geflügel oder Wild läßt sich noch verwenden.

Der Saucentrick

Auch dem besten Koch passiert das einmal: Die Sauce bindet nicht genug. Dann kommt etwas »beurre manié« dran, eine Mischung aus Butter und Mehl zu gleichen Teilen. Noch drei Minuten durchkochen und die Sauce ist perfekt.

Der Buttertrick

Da Butter schnell »verbrennt«, verwenden Meisterköche sogenannte »geklärte Butter«. Sie müssen sie nicht selber machen – wie es Bocuse und andere tun. Sie können sie fertig kaufen – als Butterschmalz,

Buttereinfett usw. Diese Erzeugnisse sind hoch erhitzbar und haben den feinen Buttergeschmack.

So wird jede Kuh butterzart

Zu frisches, nicht richtig abgehangenes Rindfleisch wird zart, wenn Sie es mit Öl einreiben und in ein feuchtes Tuch gewickelt drei Tage in den Kühlschrank legen.

Mit Hals und Knochen läßt sich gut Suppe kochen

Werfen Sie Geflügelteile wie Hals und Karkasse nicht weg. Mit Suppengrün und Gewürzen läßt sich daraus noch eine aromatische Suppe kochen, die besser schmeckt, als alle Dosen- oder Tütensuppen.

Sauer macht nicht immer lustig

Achten Sie beim Essigkauf auf die Säure. Ein herber Essig (bis zu 10° Säure) kann Ihre Salatsaucen schnell verderben. Probieren Sie vorher und strecken Sie mit Sherry oder Wein. Oder kaufen Sie gleich einen milderen Weinessig (bis 5° Säure).

Omas Pfannen sind immer noch die besten

Trotz aller Modernität: Die besten Pfannen werden heute wie zu Großmutters Zeiten aus Gußeisen hergestellt. Sie sind zwar etwas teurer – aber mit ihnen gelingt Ihnen jedes Steak, jedes Schnitzel.

Machen Sie Ihren Spezialessig selbst

Gewürzte Essigsorten werden selten angeboten. So machen Sie sie selber: Auf einen Liter Weiß- oder Rotweinessig nehmen Sie 500 Gramm Himbeeren, eine unbehandelte Zitrone in Scheiben und zwei Zweige Estragon. Lassen Sie das Ganze eine Woche in der Sonne stehen und ziehen. Dann durchpassieren und fertig.

Aber bitte mit Sahne

Oma hat sicher nichts dagegen, wenn Sie die neue leichte Sahne nehmen: Drei Eiweiß mit zwei Eßlöffeln Zucker im warmen Wasserbad steif schlagen, auskühlen lassen und vier Eßlöffel Sahne mit zwei Eßlöffeln Wasser und einem Teelöffel Vanillezucker steifschlagen und unterheben.

Sie sparen damit pro Portion 100 Kalorien oder 400 Joule!

So bleibt Fleisch frisch

Auch der beste Kühlschrank ist kein guter Ort zum Fleischlagern. Schlagen Sie das Fleisch in ein mit Essigwasser getränktes Tuch ein und legen Sie es dann in den Kühlschrank. So bleibt Fleisch bis zu drei Tagen frisch.

Außen hui – innen pfui!

Vertrauen Sie nicht kritiklos Ihren Augen, wenn es um Gemüse geht! Gleichgroße, gleichrunde, gleichrote Tomaten aus dem Treibhaus sehen zwar schön aus – aber sie schmecken nach nichts. Das gleiche gilt für Apfel, Birne, Gurke, Banane, Erdbeere und so weiter. Besser schmecken Freilandfrüchte, die oft nicht so schön aussehen. Motto: Außen »pfui«, innen hui!

Leuchtendrotes Rindfleisch – Finger weg!

Es ist garantiert noch zu jung, nicht lange genug abgehangen. Damit gelingt Ihnen kein butterzartes Filet, kein mürbsaftiger Braten. Erst wenn Rindfleisch braunrot mit leichtem Grauschimmer ist, ist es für die Küche geeignet. Es sieht dann zwar nicht mehr schön aus, schmeckt aber dafür.

Es muß nicht immer Filet sein

Kaufen Sie ruhig fetteres Fleisch mit Speckrand. Das ist billiger. Wenn Sie beim Essen das Fett beiseite legen, kommen Sie fast auf die gleichen Werte wie beim teuren Filet. Außerdem schmeckt fetthaltigeres Fleisch besser!

Schmoren im Backofen

Problemloser und einfacher bereiten Sie alle Schmorgerichte zu, wenn Sie sie nach dem Anbraten zugedeckt in den vorgeheizten Backofen stellen. Sie sparen etwa 20 Prozent der Garzeit und brauchen weniger Fett, da das Schmorgut im eigenen Saft von allen Seiten gleichmäßig gart.

Der Wasserbad-Trick

Empfindliche Produkte wie Eigelb usw. sollten Sie nie auf direkter Hitze erwärmen und aufschlagen. Im Wasserbad können Sie Überhitzung und Ausflocken verhindern und auch schwierige Saucen gelingen so schon beim erstenmal.

»Gewächse in Treibhäusern, die bloß durch Kunst reifen, sind ohne Süßigkeit, Geschmack und Aroma.«

Dies erkannte Christian Eugen Baron von Vaerst schon vor weit über hundert Jahren! Wir sollten es einmal mit unseren Erfahrungen vergleichen.

Entdecken Sie die Würze der Kräuter

Nehmen Sie Abschied vom Pfeffer-Salz-Paprika-Würzangebot. In jede gute Küche gehören Kräuter, Kräuter und nochmals Kräuter. Frisch oder getrocknet. Nehmen Sie bei jedem Einkauf welche mit. Und experimentieren Sie.

Messer müssen nicht nur scharf sein

Sie brauchen die richtigen Messer. Denn es gibt kein Allround-Messer (auch wenn es manchmal angeboten wird). Sie brauchen mindestens vier verschiedene Messer: Officemesser, Fleischmesser, Tranchiermesser, Ausbeinmesser. Tip: Kaufen Sie keine Haushaltsmesser, sondern Messer für Profis.

Die Wiedergeburt der Suppe

Nach ewig langen tristen Jahren der Suppen aus Tüten und Dosen hat die Neue Küche sie zu ihrem Star erkoren: Omas phantasievolle Suppen aus Resten, Gemüse oder Fleisch.

Würzen mit Petersilie

Petersilie gibt man grundsätzlich erst vor dem Servieren an die Suppe, weil sie dann noch alle Vitamine in sich hat und weil man sonst keinen Suppenrest einen oder zwei Tage aufheben könnte: Petersilie ließe ihn gar zu schnell sauer werden.

Der Tupfen auf dem »i«: Zitronenaromat

Zitronenschalen, die übrig bleiben (allerdings nur von ungespritzten Zitronen) können Sie abreiben oder dünn abschälen und mit Zucker gemischt in ein gut verschließbares Glas geben. Dann haben Sie immer aromareichen Zucker zur Hand für Kuchenteige, Kompott, Süßspeisen usw.

Welkes Gemüse wird wieder knackig-frisch

Blattgemüse wie Spinat, Kohl, Salat, Suppengrün und Petersilie wird schon bei kurzfristiger Lagerung schnell welk und unansehnlich. Mit einem kleinen Trick läßt sich der Schaden aber schnell wieder beheben. Man legt das welke Gemüse ein paar Minuten lang in handwarmes Wasser und danach eine gute halbe Stunde in kaltes Wasser. Welk gewordene Kartoffeln dagegen werden nach einem einstündigen Kaltwasserbad wieder knackig frisch.

Omas Mittel für das Haus

»Gute Haushaltung macht kleines
Einkommen groß.«

Sprichwort

Zu Omas Zeiten zählte eine richtige Aussteuer noch was. Im Gegensatz zu heute, wo Paare »ihren Krempel zusammenschmeißen« und gemeinsam eine Wohnung beziehen, sammelte Oma schon jahrelang vor ihrer Ehe Stück um Stück einer ziemlich festgelegten Aussteuer. Dazu gehörte eine ganz bestimmte Anzahl von Küchen- und Bettüchern, von Kochutensilien und Küchengeräten. Lange wurde an dem wertvollen Tafelsilber gesammelt, bis es endlich komplett war. So hatten die Leute damals eine ganz andere Beziehung zu ihrem Hausrat, als die meisten von uns heutzutage, die ein fehlendes Teil mal eben beim Kaufhaus um die Ecke besorgen.

Weil ihre Aussteuer ihr damals wirklich etwas wert war, entdeckte Oma im Lauf der Jahre viele Tricks, wie sie diese Gebrauchsgegenstände in der Küche und der Wohnung so blitzblank und schön wie möglich erhalten konnte.

Einiges davon können Sie gewiß auch in ihrer modernen Küche gebrauchen.

So pflegen Sie Holzgeschirr

Omas Holzgeschirr, hauptsächlich in Form von Brettchen, Salatschüsseln, Eierbechern, Tabletts und Servierplatten, hat in den letzten Jahren immer mehr Freunde gewonnen. Doch nicht immer weiß man, wie das formschöne Geschirr gepflegt werden muß. Die folgenden bewährten Tips erleichtern Ihnen die richtige Behandlung von Holzgeschirr...

Als Faustregel gilt: Holzgeschirr mit so wenig Wasser wie nur möglich reinigen, gründlich abtrocknen, keinen hohen Temperaturen aussetzen und grundsätzlich nicht in die Spülmaschine tun. Schon der einmalige automatische Spülvorgang führt zu häßlichen, blassen Verfärbungen, zu Rissen und Deformationen.

Eine Ausnahme bilden Brettchen aus hellem, ungebeiztem und unlackiertem Naturholz, die in einem Stück gearbeitet sind. Bei Verfleckung oder Verfärbung werden sie wieder appetitlich und hell, wenn sie in Waschmittellauge ausgekocht, mit heißem Wasser nachgespült und an der frischen Luft getrocknet werden. Sie vertragen auch eine gelegentliche Behandlung mit Wasserstoffsuperoxyd und können unbedenklich mit einer harten Bürste gereinigt werden. Sollten Sie nach einem Fischessen einen unangenehmen Geruch angenommen haben, so läßt sich der Schaden durch gründliches Abreiben mit Zitronen- oder Essigwasser beheben. Von vornherein vermieden wird diese Gefahr, wenn die Brettchen schon vor der Berührung mit Fisch oder anderen stark riechenden Speisen mit Zitrone abgerieben werden.

Verfleckte Teakbretter mit Sandpapier abschleifen

Holzgeschirr aus Teak und Palisander ist häufig mit einer dünnen Kunstharzschicht versiegelt und dadurch weniger empfindlich. Solange der Überzug unversehrt ist, lassen sich die meisten Flecken – wenn sie rechtzeitig bemerkt werden – einfach mit einem feuchten Tuch abwischen. Sind sie jedoch bereits in das Holz eingesogen, können sie in den meisten Fällen durch vorsichtiges Abschleifen in Faserrichtung mit speziellem Sandpapier oder Stahlwolle entfernt werden. Anschließend ist eine Behandlung mit Teaköl notwendig. Wenn die abgeschliffene Stelle heller geworden ist als der Rest, muß die gesamte Fläche mit Sandpapier abgeschmirgelt werden. Nach dem Ölen empfiehlt es sich, das Geschirr ausgiebig an der frischen Luft zu trocknen, damit das Fett gut aufgenommen wird, einziehen kann und keinen Geruch hinterläßt. Holzbrettchen dabei nicht aufeinander stapeln! Für die Erhaltung oder Erneuerung des Glanzes reicht in vielen Fällen einfaches Speiseöl.

Lackiertes, gestrichenes und lasiertes Holzgeschirr darf mit einem Ledertuch abgewischt werden, das in einer milden Seifenlauge ausgedrückt wurde. Anschließend sofort mit einem weichen Tuch abtrocknen und danach mit wenig Spezial-Politur abreiben.

Selten benutztes Holzgeschirr sollte vor dem Gebrauch mit einem feuchten Tuch abgewischt werden, damit eventueller Staub bei der Verbindung mit Wasser nicht einzieht und Flecken oder Verfärbungen hervorruft.

Wachsflecke auf Holzunterlagen sollten nicht abgekratzt, sondern unter leichtem Druck mit Terpentinöl abgerieben werden. Wenn helles Eichenholzgeschirr durch Hitze oder Feuchtigkeit unschön geworden ist, hilft gleichmäßiges Abschmirgeln mit feiner Stahlwolle in

Faserrichtung; danach die entsprechenden Stellen dünn mit einer passenden Möbelbeize einreiben.

Schutzschicht für helle Eiche

Oft lohnt es sich, wertvolles, aber empfindliches Holzgeschirr, zum Beispiel aus Eschenholz oder heller Eiche, vom Tischler mit einer Schutzschicht überziehen zu lassen, durch die sogar Alkohol-, Nagellack- und Parfümflecke ungefährlich werden, weil sie sich mit einem feuchten Tuch einfach abwischen lassen.

Empfindliches Holzgeschirr sollte bei möglichst gleichbleibenden Temperaturbedingungen aufbewahrt und nicht zu dicht an eine Heizung gestellt werden, weil es sich sonst leicht verzieht. Eine Reinigung mit hartborstigen Bürsten verursacht Schrammen.

Salatschüsseln aus Holz müssen unbedingt lackiert oder versiegelt sein, damit sie eine längere Berührung mit scharfen Saucen ohne Randbildung überstehen. Wie bei allem Holzgeschirr gilt auch hier die Regel, die benutzten Teile so schnell wie möglich nach Gebrauch zu reinigen.

Sieben Tips, damit Ihr Schmuck stets glänzt

Alter Schmuck strahlt besondere Wärme aus. Er erzählt von guten und schlechten Tagen und von Omas Sinn fürs Schöne. Aber auch der kostbarste Schmuck verliert an Strahlkraft, wenn er nicht entsprechend gepflegt wird. Doch die Mühe, alten Schmuck nach Omas Empfehlung liebevoll zu behandeln, lohnt sich: Nur gepflegter Schmuck sticht ins Auge!

● Tragen Sie Ringe und Armbänder auf keinen Fall beim Händewaschen und Geschirrspülen. Fett und Chemikalien nehmen Gold, Silber und Edelsteinen das Feuer.

● Smaragde, Opale, Türkise und Lapislazuli sind keine »Sonnensteine«. Intensive Sonneneinwirkung, wie sie zum Beispiel am

Strand gegeben ist, verändert die charakteristische Farbe dieser Steine.

- Gold und Silber brauchen regelmäßige Reinigung, um ihren Glanz nicht zu verlieren. Beim Juwelier und in Haushaltsgeschäften gibt es heute schon spezielle Putztücher, Reinigungsmilch und Tauchbäder. Bei häufigem Tragen ist eine monatliche Reinigung notwendig!

- Eine großartige, milde Reinigungsmethode ist ein Reinigungsmittel für Zahnersatz: Man legt den Schmuck über Nacht für ein paar Stunden in die Lösung.

- Diamanten, Rubine und Saphire, also besonders harte Steine, werden in einer Lösung aus zwei Tassen warmem Wasser, einem Eßlöffel Ammoniak (im Verhältnis eins zu zehn) und ein paar Seifenflocken gereinigt. Lassen Sie die Edelsteine ungefähr zehn Minuten darin liegen. Um jeden Staubrest aus den Fassungen zu lösen, können Sie die Steine mit einer Zahnbürste aus Naturborsten vorsichtig bearbeiten. Die letzten Seifenreste entfernt man mit reinem Alkohol. Anschließend reibt man den Schmuck mit einem weichen Tuch ab. Wolltücher sind ungeeignet, sie fusseln zu sehr.

- Opalen, Türkisen, Elfenbein, Korallen und Bernstein würde eine Lauge das nötige Fett an der Oberfläche entziehen. Die Fassungen werden deshalb nur mit einer trockenen, weichen Bürste gereinigt, die Steine möglichst oft mit einem weichen Tuch poliert. Opale danken für ein 24stündiges Wasserbad mit besonders schönem Schmelz.

- Malachite, Topase, Amethyste, Lapislazuli, Zirkon und Jade sind besonders weich und daher empfindlicher als alle anderen Steine. Im Schmuckkasten sollten sie daher nicht neben harten Metallen oder Steinen liegen, die sie zerkratzen könnten. Sie müssen auch besonders gegen Parfums und Hautcremes geschützt werden. Lauwarmes Wasser, in dem Seifenflocken aufgelöst wurden, sind die beste Reinigung.

Kochsalz ist ein Universalreinigungsmittel

Oma wußte, daß Kochsalz nicht nur in der Küche Verwendung hat – es ist auch ein ideales Reinigungsmittel. Samtkleider und -hüte werden tadellos, wenn Sie sie mit fein pulverisiertem Salz abbürsten. Am besten, Sie legen den verschmutzten Gegenstand auf den Tisch, bestreuen ihn mit Salz und bürsten ihn strichweise. Auch Plüschstoffe erhalten dadurch neuen Glanz und frische Farbe. Nach dem Reinigen sollten Sie die Stoffe leicht ausklopfen und noch einmal sauberbürsten. Fettflecke entfernen Sie aus Seiden- und Wollstoffen leicht mit in Spiritus oder Salmiakgeist aufgelöstem Salz. Ein bis zwei Hände voll Salz ins Seifenwasser, in dem schwarze oder andere dunkle Textilien gewaschen werden, schützt diese vor dem Einlaufen und macht sie strahlend frisch. Ihre Teppiche und Polstermöbel behalten länger ihre satte Farbe, wenn Sie sie vor dem Bürsten mit gepulvertem Salz bestreuen und sie danach mit feuchten Tüchern abwischen. Zum Putzen von Metallen eignet sich hervorragend in Essig aufgelöstes Kochsalz. Auch Bronzegegenstände können mit Kochsalz erstklassig aufpoliert werden. Das funktioniert so: Geben Sie einige Hände voll Kochsalz in eine Seifenlauge und waschen oder bürsten Sie die Bronzegegenstände darin mit einer weichen Bürste. Danach mit einer Mischung aus Wasser, einigen Löffeln Salpetersäure und etwas Alaun abspülen, mit einem weichen Lappen trockenwischen und schwach über der Herdflamme erhitzen. Sie werden staunen, wie dieses Verfahren Bronze zum Glänzen bringt!

Rost- und Tintenflecke können Sie mit Kochsalz beseitigen, das bei Zimmertemperatur in Zitronensaft aufgelöst wurde. Stroh- und Korbwaren sowie Fußmatten werden durch Abbürsten mit Salzwasser wie neu.

Weitere Verwendungsmöglichkeiten von Salz:

● Zum Geschmeidigmachen von Ledertüchern: Von Zeit zu Zeit in Salzwasser auswaschen.
● Zum Reinigen von Messing: Essig mit Salz vermischen.
● Zum Fensterputzen: Die Scheiben werden besonders klar, wenn Sie dem Waschwasser etwas Salz beigeben.

- Zum Blankbohnern polierter Möbel: Salz in feinem Salatöl auflösen, Möbel damit einreiben.
- Zum Reinigen von Porzellan und Email: Mit Salz einreiben.
- Zum Entfernen von Rotweinflecken: Fleck mit Salz bestreuen.
- Zum Entfernen von Tintenflecken: Frischen Fleck sofort mit Salz überstreuen.
- Beim Wäschewaschen im Winter: Dem letzten Spülwasser reichlich Salz zusetzen, Wäsche gefriert dann nicht im Freien.

Omas Flecken-ABC

Beachten Sie bei der Fleckenentfernung folgende Gebote:

- Flecke möglichst sofort entfernen.
- Versuchen Sie es zuerst mit kaltem Wasser, es ist meist das beste und billigste Fleckenwasser.
- Starten Sie den Versuch auf einem Stoffrest oder an einer unsichtbaren Stelle.
- Arbeiten Sie nur bei Tageslicht.
- Betupfen Sie die Flecke nur, reiben Sie nicht oder nur ganz wenig.
- Arbeiten Sie bei feuergefährlichen Fleckenmitteln nur im Freien, zünden Sie sich keine Zigarette dabei an.

Fleckenwasser für empfindliche Stoffe: Mischen Sie zu gleichen Teilen Äther, Spiritus und Terpentin.
Allgemeines Fleckenwasser für Stoffe aller Art: 1 Teil Salz, 4 Teile Salmiakspiritus, 4 Teile 90prozentiger Weingeist. Gut vermengen.

Alkoholflecke

Frische Flecken mit Löschblatt oder Watte aufsaugen, mit klarem, handwarmem Wasser entfernen.

Apfelsinenflecke

Sofort unter fließendem kalten Wasser auswaschen.

Bierflecke...

frische: Mit warmem Wasser und Feinwaschmittel auswaschen. Bleibt noch ein kleiner Fleck zurück, versuchen Sie es mit einer starken, handwarmen Salzwasserlösung.
alte Flecke: In warmem Salmiakwasser durchdrücken, durchspülen.
aus Seide: Wasser und Spiritus zu gleichen Teilen mischen, Bierfleck mit einem Schwamm so lange bearbeiten, bis er verschwunden ist.
aus Wolle: Verwenden Sie klares Wasser ohne jeden Zusatz, geben Sie eventuell eine Spur Feinwaschmittel dazu.

Blaubeerflecke

mit Zitronensaft befeuchten, einwirken lassen, mit klarem Wasser nachspülen, trocknen.
oder: Einige Tropfen saure Milch aufträufeln, auswaschen.

Blaubeermund

wird wieder sauber, wenn Sie die Zähne mit Zitronensaft abreiben.

Blumenflecke in Stoffen

Fügen Sie Ihrer Wäschelauge einige Tropfen Salmiakgeist bei.

Blutflecke...

allgemein: Frische Flecke kalt auswaschen, alte Flecke mit Seifenwasser gründlich abreiben.
aus der Wäsche: Legen Sie das Stück in kaltes, sauberes Wasser, spülen Sie gut durch und waschen Sie mit kaltem Seifenwasser nach.
aus Samt: Mit reinem Alkohol behandeln.
aus Seide: Verwenden Sie reinen Spiritus oder Wasserstoffsuperoxyd.

Erdbeerflecke

verschwinden, wenn sie mit Boraxlösung behandelt werden. Sind die Flecke alt, geben Sie der Boraxlösung noch etwas Salmiakgeist zu.

Essigflecke

Lauwarm auswaschen, mit klarem Wasser nachspülen; hartnäckige Flecke mit schwacher Salmiaklösung behandeln.

Fettflecke...

in Büchern: Klemmen Sie die beschmutzte Seite zwischen zwei Löschblätter und überbügeln Sie sie vorsichtig.
in Stoffen: Reiben Sie den Fleck mit schwacher Salmiakgeistlösung oder einem Schaumreinigungsmittel aus, spülen Sie mit klarem Wasser nach. Auch mit Benzin lassen sich Fettflecke entfernen. Vorsicht, feuergefährlich!
in Marmor: Befeuchten Sie den Fleck mit Essig, lassen Sie ihn einige Zeit einwirken und waschen Sie mit Wasser nach.
in synthetischen Stoffen: Mit Fleckenpaste oder Fleckenwasser entfernen.
in Tapeten: Mit einem Spezialmittel entfernen oder: Löschblatt auflegen, mit handwarmem Bügeleisen vorsichtig darüberbügeln.

Feuchtigkeitsflecke auf Wäsche

mit verdünntem Salmiakgeist reinigen. Als Vorbeugung: Bügelfrische Wäsche nie gleich in den Schrank geben.

Flecke unbekannter Herkunft...

in empfindlichen Stoffen: Versuchen Sie es mit Kölnisch Wasser.
auf Mäntelkrägen: Den ganzen Kragen mit Fleckputzmittel abreiben.
in Kunstseide: Mit lauwarmem Wasser auswaschen, nicht reiben.
in Filzhüten: Fleck mit Sandpapier aufrauhen, dann mit der Kleiderbürste abklopfen.

in Polstermöbeln: Behandeln Sie die ganze Fläche mit einem käuflichen Reinigungsmittel, damit keine Ränder oder ungleich helle Stellen entstehen. Reiben Sie mit einem sauberen Lappen nach.
in Regenschirmen: Waschen Sie die ganze Fläche mit Salmiakwasser und spülen Sie mit klarem Wasser nach.
in Samt: Befeuchten Sie einen Gummischwamm mit Essigwasser und reiben Sie damit vorsichtig fleckige Stellen ab.
in Wäsche: Lassen Sie die Wäsche auf dem Rasen von der Sonne bleichen. Weniger effektvoll ist das Bleichen der Wäsche auf der Wäscheleine. Wäsche mehrmals mit Wasser – wenn möglich mit wasserenthärtendem Boraxwasser – übergießen.

Fruchtsaftflecke...

frische: Sofort mit lauwarmem Wasser auswaschen; hartnäckige Flecke mit Salz einreiben, mit frischem Wasser bürsten und auswaschen.
alte: Wie frische behandeln, anschließend von der Sonne (möglichst liegend) bleichen lassen.

Grasflecke...

aus Baumwolle und Weißwäsche: Mit sehr heißem Wasser behandeln und mit der übrigen Wäsche waschen;
oder in Chlorwasser waschen und gut spülen. Geben Sie dem letzten Spülwasser Essig in folgendem Verhältnis bei: 1 Liter Wasser, 1 Eßlöffel Essig.
aus empfindlichen Stoffen: Mit Spiritus oder Salmiakwasser entfernen. Alte Flecke mit Zitronensaft vorbehandeln, lauwarm spülen.

Harzflecke...

benötigen gründliche Behandlung. Betupfen Sie den Fleck mit Terpentin und entfernen Sie das Harz mit Benzin. Durch anschließendes Auskochen (nur bei Kochwäsche) wird jede Spur restlos entfernt.
in Plüsch oder Samt: Mit Terpentinspiritus betupfen, ein Löschblatt unter, ein zweites auf den Fleck legen und mit warmem Eisen leicht darüberbügeln.

Heidelbeerflecke...

aus Textilien: Mit heißer Milch betupfen, mit einer Lösung aus verdünntem Salmiakgeist und etwas Salz nachbehandeln, mit klarem Wasser nachspülen.
Oder ein bis zwei Stunden in saure Milch legen und handwarm auswaschen.

Himbeerflecke...

frische: Mit Zitronensaft betupfen, anschließend mit klarem Wasser auswaschen.
alte: Zuerst mit Wasserstoffsuperoxyd, dann mit Salmiakgeist behandeln. Mit klarem Wasser nachspülen.

Honigflecke

lassen sich mühelos mit warmem Wasser entfernen.

Joghurtflecke

Lassen Sie den Fleck eintrocknen, er läßt sich zu 90 Prozent trocken entfernen. Eventuelle Rückstände mit lauwarmem Wasser auswaschen.

Kaffeeflecke...

alte Flecke: Bestreichen Sie den Fleck mit reinem Glyzerin, waschen Sie mit warmem Wasser nach und bügeln Sie die Stelle halbfeucht auf der linken Seite.
aus Kochwäsche: Spannen Sie den befleckten Stoff über ein Gefäß und lassen Sie langsam kochendheißes Wasser auf den Fleck laufen, bis er ganz verschwunden ist.
aus synthetischen Stoffen: Mischen Sie Wasser mit etwas Alkohol (1 Eßlöffel Alkohol auf 1 Liter Wasser) und spülen Sie mit kaltem Wasser nach.
aus Tischwäsche: Reiben Sie den Fleck mit angefeuchteter Kernseife ein, legen Sie ihn anschließend in heißes Wasser und waschen Sie ihn heraus.

aus zarten Textilien: Mit reinem Wasser waschen, mit Glyzerin bestreichen und handwarm ausspülen.

Kakaoflecke...

aus Tischtüchern: Sofort mit lauwarmem Wasser auswaschen.
aus Textilien: Stoff über einen Behälter spannen und in dünnem Strahl abwechselnd kaltes, dann heißes Wasser über den Fleck rinnen lassen, bis der Fleck verschwunden ist.
hartnäckige Flecke: Mischen Sie Eigelb und Glyzerin zu gleichen Teilen, bestreichen Sie den Fleck mit dieser Mischung und lassen Sie sie ca. 30 Minuten einwirken. Anschließend heiß auswaschen.
aus Wäsche: Mit Glyzerin einreiben und auswaschen.

Kalkflecke...

aus Badewanne: Lassen Sie einen in Buttermilch getränkten Lappen mindestens eine Stunde einwirken. Befeuchten Sie den Lappen immer wieder von neuem. Der aufgeweichte Kalkbelag läßt sich mit einem Holzspachtel loslösen.
von Fußböden: Tauchen Sie einen Lappen in Essigwasser und reiben Sie damit den Fußboden ab.
von Kleidern: Betupfen Sie den Fleck mit Essigwasser und waschen Sie das Kleidungsstück anschließend mit Waschpulver.
in Steintöpfen: Reiben Sie gründlich mit Essig aus, erwärmen Sie den Essig eventuell und spülen Sie gut mit klarem Wasser nach.

Kirschflecke...

in Textilien: Mit Seifenwasser auswaschen, restlichen Fleck mit etwas Milch betupfen, einwirken lassen und nach ein bis zwei Stunden mit klarem Wasser auswaschen.
in Bettwäsche: In Seifenlösung waschen, Rückstände einige Stunden in Milch einweichen, mit klarem Wasser auswaschen, eventuell in starker Waschmittellösung auskochen.

Flecke auf Lederhandschuhen...

helle: Mit Benzin abreiben (feuergefährlich), mit einem Wolltuch nachpolieren.
gelbe: Mit Zitronensaft behandeln.
übrige Flecke: Mit käuflichem Fleckputzmittel bearbeiten.

Likörflecke...

in Samt: Mehrmals mit Benzin oder Spiritus betupfen, dann mit gleichfarbigem Stoff ausreiben.
in Seide: Mit Spiritus behandeln, mit klarem Wasser nachspülen.
übrige Stoffe: Frische Flecke mit Wasser auswaschen, hartnäckige und alte Flecke mit Salmiakgeist oder erwärmtem Benzin (feuergefährlich) behandeln. Wenn der Stoff trocken ist, mit klarem Wasser nachbearbeiten.

Lippenstiftflecke...

auf Leder: Betupfen Sie die Stelle mit reinem Weingeist oder Benzol.
Kochwäsche: Der Fleck verschwindet nach dem Waschen.
verschiedene Stoffe: Mit reinem Alkohol betupfen und ausreiben.

Maschinenölflecke

verschwinden aus Stoffen, wenn sie in Wasser eingeweicht und mit Salmiakgeist ausgerieben werden.

Milchflecke...

frische: In kaltem Wasser einweichen, mit lauwarmem Seifenwasser auswaschen.
alte Flecke: Mit Terpentinöl betupfen, ausreiben, mit klarem Wasser nachbehandeln.
Seide: Wasser und Glyzerin zu gleichen Teilen mischen, etwas Salmiakgeist zugeben.

Nikotinflecke

an den Händen verschwinden, wenn Sie die dunklen Stellen mit Zitrone oder Essig bürsten.

Obstflecke...

in Seide: Mit reinem Alkohol lösen, mit frischem Alkohol ausreiben.
an den Händen: Entfernen Sie mit Buttermilch oder Zitronensaft.

Ölfarbenflecke...

aus Kleidungsstücken: Mit Terpentin entfernen. Waschen Sie anschließend mit Seifenlauge und spülen Sie mit klarem Wasser nach.
alte Flecke: Mit folgender Mischung behandeln: 4 Teile Spiritus, drei Teile Schmierseife, ein Teil Salmiakgeist.
an den Händen: Mit Terpentinersatz abreiben.

Ölfarbenflecke auf Glas

trocknen lassen, den harten Lack mit einem dünnen Messer oder einer Rasierklinge abschaben. Sie können mit der Klinge besser hantieren, wenn Sie sich aus einem Korken einen Griff anfertigen.

Orangenflecke

lassen sich aus empfindlichen Stoffen mit Glyzerin entfernen. Glyzerin auftupfen, einwirken lassen, mit klarem Wasser nachbehandeln.

Paraffinflecke

Legen Sie auf und unter den Fleck ein sauberes Löschblatt und bügeln Sie den Fleck heraus. Wenn nötig, mit Fleckenwasser nachbehandeln.

Parfumflecke...

aus Kochwäsche: Mit Seifenspiritus betupfen, einweichen und waschen.

aus empfindlichen Stoffen: Mit warmem Glyzerin ausreiben, mit klarem Wasser nachspülen.

Pfirsichflecke

lassen sich nicht immer entfernen. Versuchen Sie es trotzdem: Fleck mit Glyzerin einreiben, nach einigen Stunden mit Feinwaschpulver auswaschen.

Punschflecke

entfernen Sie aus Stoffen mit Benzin. Mit klarem Wasser nachbehandeln.

Regenflecke

Gibt es nur Regenflecke auf dem Kleidungsstück, so überdämpfen Sie es mit heißem Bügeleisen. Die Flecke verschwinden.

Rostflecke auf Bügeleisen

Mit einer Kerze oder Wachs einreiben, Salz über die Fläche streuen und mit einem Wolltuch abreiben.

Sektflecke...

aus Seidenstoffen: Mit feuchtem Schwamm betupfen, aus anderen empfindlichen Stoffen mit klarem Wasser entfernen.
aus Wollstoffen: Gießen Sie in das Waschwasser etwas Salmiakgeist und drücken Sie den Stoff gut durch. Spülen Sie mit klarem Wasser nach.

Senfflecke

Für wenig empfindliche Stoffe gibt es zwei Möglichkeiten:
● Legen Sie eine rohe, geschälte Zwiebel auf: Nach 15 Minuten ist die Senfstelle nicht mehr zu sehen.

● Befeuchten Sie die Stelle, reiben Sie mehrmals Salz darauf, und wiederholen Sie den Vorgang, bis die braune Verfärbung nur noch wenig sichtbar ist. Lassen Sie den restlichen Fleck von der Sonne bleichen. Wichtig: Der Stoff muß liegen, er darf nicht hängen.

Speiseeis-Flecke

Frische Flecke mit klarem, handwarmem Wasser auswaschen. Hartnäckige Flecke mit Fleckenpaste behandeln. Entfernen Sie Rückstände mit einem angefeuchteten Tuch.

Spinatflecke

mit einer rohen Kartoffel abreiben, in Seifenlauge auswaschen, mit sauberem Wasser nachspülen.

Tee- und Kaffeekannen mit braunen Flecken

mit einem Gemisch aus Salz und Essig reinigen.

Teeflecke...

aus Kleidern: Flecke mit Glyzerin bestreichen, warm auswaschen und links halbfeucht bügeln. Frische Flecke lassen sich mit klarem Wasser entfernen.
aus Tischwäsche: Stoffe mit dem Fleck über eine Schüssel spannen. Aus ca. 30 cm Entfernung in dünnem Strahl mit kochendheißem Wasser übergießen, bis der Fleck verschwunden ist.
aus Wollstoffen: Eigelb mit Glyzerin zu gleichen Teilen mischen, auf den Fleck streichen, einwirken lassen und mit warmem Wasser auswaschen.

Teerflecke...

aus Buntwäsche: Fleck mit Eigelb bestreichen, einige Stunden einwirken lassen und mit warmem Wasser auswaschen.

aus Kochwäsche: Fleck mit Terpentin betupfen, mit Benzin entfernen.

aus Teppichen: Terpentin auftragen, mit Benzol entfernen.

Tintenflecke...

auf Holz: Mit einer halbierten Zitrone Fleck so lange einreiben, bis er verschwunden ist. Wenn Sie keine Zitrone zur Hand haben, verwenden Sie Essig.

auf Marmor: Mit einer halbierten Zitrone oder Essig abreiben. Mit Bohnerwachs glanzpolieren.

auf Metall: Mit Spiritus abreiben.

Flecke von roter Tinte

mit Buttermilch überträufeln, einige Stunden einwirken lassen, ausreiben und mit klarem Wasser nachbehandeln.

Wachsflecke...

aus Leinen: Leinen mit kaltem Wasser vorsichtig reiben, bis das Wachs abfällt. Rückstände normal auswaschen.

auf Messingleuchtern: Mit heißem Wasser übergießen, mit sauberem Tuch trockenreiben.

auf Metall und in Stoffen: Vorsichtig abkratzen oder mit spitzem Gegenstand zertrümmern, abnehmen und Rückstände mit Löschblatt und warmem Bügeleisen entfernen. Wechseln Sie das Löschblatt so lange, bis sich beim Überbügeln keine Spur mehr abzeichnet. Erst dann ist das Wachs restlos entfernt. Kleine Reste mit Benzin oder Spiritus entfernen, eventuell mit Fleckenwasser nachbehandeln.

auf Holzmöbeln: Keine Gewalt anwenden. Reiben Sie den Wachsfleck mit einem mit Olivenöl befeuchteten Lappen ab.

auf Teppichen: Wachs vorsichtig abnehmen, Fleck mit Benzin oder reinem Alkohol entfernen, dann Löschblatt auflegen und mit warmem Bügeleisen vorsichtig überbügeln oder überfönen. Der Vorgang muß so lange wiederholt werden, bis das Löschblatt sauber bleibt.

Wasserflecke...

auf Kleidern: Das ganze Kleid waschen, damit der übrige Staub nicht mit eingebügelt wird.
auf Parkett: Mit Benzin vorsichtig ausreiben.

Weinflecke...

aus Marmor: Mit Zitronensaft abreiben.
aus Samt: Mit Äther ausreiben.
aus heller Seide: Mit schwachem Salmiakwasser abreiben.
aus Stoffen aller Art: Stoff kurze Zeit in Fleckenwasser legen und mit heißem Wasser auswaschen.

Zuckerflecke

mit warmem, abgekochtem Wasser lösen und ausreiben.

Tolle Tips aus Omas Geheimtruhe

Ameisen

verschwinden aus der Küche, wenn Sie Zitronenscheiben auf das Fensterbrett legen.

Angebrannte Kochtöpfe

mit Salzwasser füllen und einige Stunden stehen lassen. Der Belag läßt sich dann mühelos entfernen.

Armaturen-Pflege

Einmal wöchentlich mit einer Mischung aus Seifenwasser und etwas Salmiakzusatz waschen, mit klarem Wasser nachspülen. Mehrmals täglich mit trockenem Tuch abreiben.

Ausguß, übelriechender

Legen Sie ein Stück Soda in den Abfluß und gießen Sie langsam heißes Wasser darüber.

Besen

Tauchen Sie jeden Besen vor Gebrauch kurz in Salzwasser, er hält länger. Gebrauchte Besen regelmäßig mit dem Teppichkamm säubern und von Zeit zu Zeit mit Seifenwasser und etwas Salmiakgeistzusatz waschen. Mit klarem Wasser spülen, auskämmen und aufhängen.

Bilderrahmen, schmutzige

Bereiten Sie eine Lösung mit etwas Salmiakgeist und reiben Sie mit einem Schwamm den Rahmen gründlich ab. Polieren Sie möglichst mit einem Lederlappen nach.

Vergoldete Rahmen werden mit rohen Kartoffelscheiben sauber. Schneiden Sie die Schnittfläche immer wieder ab oder verwenden Sie eine neue, saubere Scheibe.

Bleichmittel für Wäsche

Buttermilch in Verbindung mit Sonnenbestrahlung ist das beste Bleichmittel. Befeuchten Sie die gelben Flecke mit Buttermilch, spülen Sie nach, legen Sie die Wäsche zum Trocknen in die Sonne.

Bleistiftschrift

ist nicht mehr wegzuradieren, wenn sie mit Magermilch dünn bestrichen ist.

Brokatstoff

wird wieder glänzend, wenn er mit dem Fensterleder abgerieben wird.

Decke streichen

Sie verschonen sich und Ihre Wohnung vor unschönen Farbklecksen, wenn Sie den Malerpinsel vor Verwendung zwischen Pinselstiel und Fassung mit einer runden Pappscheibe abdecken. Diese Manschette fängt allen herabtropfenden Lack auf.

Einfädeln

macht auch ohne Einfädler keine Schwierigkeiten: Legen Sie bei einem hellen Faden dunkles Papier und bei einem dunklen Faden helles Papier unter. Ist der Faden besonders dick, so ziehen Sie ihn über ein Stück Seife und drehen ihn fest zu einem spitzen Ende.

Emailgeschirr

bedarf besonderer Pflege:
● Setzen Sie es keinem plötzlichen Temperaturwechsel aus;
● Schützen Sie es vor Säure;
● Reinigen Sie stark verschmutztes Geschirr nie mit einem harten Gegenstand – weichen Sie angebrannte Speisen in Salzwasser ein;
● Beschädigtes Emailgeschirr muß sofort mit Emaillack oder Emailfarbe ausgebessert werden, erst dann darf es wieder zum Kochen verwendet werden;
● Reinigen Sie das Geschirr dann und wann mit heißem Essigwasser;

Fensterleder

wird wieder sauber, wenn Sie es in Wasser mit Salmiakzusatz waschen. Gut durchspülen und zum Schluß etwas Essig in das letzte Spülwasser geben.
Fensterleder wird wieder weich: Eine Stunde in Salzwasser oder Seifenlösung legen, gründlich spülen und im Freien trocknen.

Filzhüte, ausgediente

müssen Sie noch lange nicht wegwerfen. Als Einlegesohlen sind sie besonders warm und sehr strapazierfähig. Als Möbelunterlage schonen sie den Fußboden. Schneiden Sie kleine Plättchen aus und kleben Sie diese unter Tisch- oder Stuhlbeine.

Fischgeruch

an Händen oder Geschirr vertreiben Sie am besten mit Zitronensaft oder Kaffeesatz.

Flaschen reinigen

Alkoholreste: Geben Sie Salz in die Flasche, schütteln Sie die Flasche mehrmals, füllen Sie sie zur Hälfte mit Wasser auf, schütteln Sie nochmals gut durch und spülen Sie kalt nach. Sehr schmutzige Flaschen sollen mit Kartoffelwasser gereinigt werden. Wieder kalt nachspülen.

Fleischwolf

von Fleischresten befreien: Drehen Sie trockene Brotrinden durch.

Gasgeruch

Schnell können Sie feststellen, wo die Leitung undicht ist: Starke Seifenlösung anrühren, die Leitung damit bepinseln. Die Leitung ist undicht, wenn Seifenblasen hochsteigen. Benachrichtigen Sie sofort die Polizei oder die Gaswache, es besteht Explosionsgefahr! Sofort Fenster und Türen öffnen, Heizkörper ausschalten, keine Zigarette oder Streichhölzer anzünden.

Glas und Porzellan

springen nicht, wenn Sie heiße Flüssigkeit eingießen: Legen Sie vor dem Eingießen ein nasses Tuch unter den Glasboden und wickeln Sie es etwas hoch. Entfernen Sie es erst nach wenigen Minuten.

Gläserne Blumenvasen

lassen sich nur schwer reinigen. Schütten Sie Kaffeesatz in die Glas-
vase, lassen Sie ihn einige Zeit einwirken und spülen Sie mit kaltem
Wasser nach. Auch klein geschnittene, rohe Kartoffeln und einige
Löffel Essig bringen Ihre Vase wieder in Ordnung: Gut durchspülen
und mit klarem Wasser nacharbeiten.

Gold- und Silberschmuck

angelaufener: Etwas Zigarrenasche auf ein Flanelltuch streuen und
damit putzen;
reinigen: In Seifenwasser mit weicher Bürste baden, mit klarem Wasser nachspülen und in 90prozentigen Alkohol legen. Mit einem Ledertuch wird nachpoliert.

Gummiband einziehen

Nähen Sie das Band an ein Ende des alten Gummibandes an: Während Sie das alte herausziehen, wird das neue gleichzeitig eingezo-
gen.

Gummiringe

sollten Sie mehrmals mit Eiweiß bestreichen, damit sie dicht schließen.
Harte Gummiringe werden weich, wenn sie eine Stunde in einer Lösung aus $1/3$ Salmiakgeist und $2/3$ Wasser baden.

Handbürsten

bleiben noch länger hart, wenn Sie sie von Zeit zu Zeit in Salzwasser
(1 Liter Wasser, 1 Eßlöffel Salz) legen. Das Wasser muß kalt sein.
Lassen Sie die Bürsten einige Stunden in dieser Lösung liegen.

Holzasche

die mit einigen Tropfen Salatöl vermischt wird, ist ein gutes Reinigungsmittel für Eisen und Metall.

Kalksteinbildung

können Sie nach Möglichkeit verhindern, wenn Sie in das Kochgefäß einen sauberen Kieselstein legen. Der Kalk wird sich mit Vorliebe daran festsetzen. Kochen Sie den Behälter manchmal mit Essigwasser aus (1/4 Liter Essig, 2 Liter Wasser) und spülen Sie gut mit klarem Wasser nach.
Reinigen Sie das Gefäß täglich mit frischem Wasser, dadurch verzögert sich die Kalksteinbildung.

Keller

feuchter: Stellen Sie in alten Konservendosen Chlorcalcium (ungelöschter Kalk) auf. Für einen großen Kellerraum benötigen Sie ungefähr fünfhundert Gramm.
lüften: Damit keine warme Luft eindringt, soll der Keller im Sommer nur am frühen Morgen oder am Abend gelüftet werden, denn warme Luft enthält Feuchtigkeit. Im Frühling, Herbst und Winter nach Bedarf lüften.

Kleister

in Eigenfabrikation: Vermengen Sie Roggen- oder Weizenmehl unter ständigem Rühren mit der zwanzigfachen Menge kochendheißem Wasser.

Knarrende Türen

Bestreichen oder besprühen Sie die Scharniere mehrere Male mit Graphitpulver, das Sie in Tankstellen bekommen. Zur Not tut es auch ein abgeschabter Bleistift.

Korbmöbel

werden wie neu, wenn Sie sie mit Salzwasser bürsten.

Korken

Flaschen sind luftdicht verschlossen, wenn Sie den Korken in flüssiges Wachs tauchen und ihn sofort in den Flaschenhals drücken. Oder: Wärmen Sie den Korken einige Minuten an, legen Sie ihn anschließend in Öl und stöpseln Sie die Flasche zu.

Lackleder

wieder wie neu: Tauchen Sie einen Lappen in Terpentinöl, Spiritus oder ungekochte Milch und reiben Sie damit das Leder ab.
wird nicht brüchig: Salatöl vorsichtig einreiben, anschließend Spezialcreme auftragen, mit einem angewärmten Wollappen nachpolieren.

Löffelmaße

Ein gestrichener Teelöffel Butter	=	5 Gramm
Ein Teelöffel Öl	=	2 Gramm
Ein Teelöffel Zucker	=	5 Gramm
Ein Eßlöffel Cornflakes	=	2 Gramm
Ein gestrichener Eßlöffel Mehl	=	10 Gramm
Ein Eßlöffel Reis	=	15 Gramm

Mahagonimöbel

auffrischen: Wenn Sie kein Spezialmittel, das Sie im Fachhandel erhalten, zur Hand haben, reiben Sie das Möbelstück mit einem in schwarzen Tee oder in Essiglösung getauchten, feuchten Lappen ab. Nachpoliert wird mit einem weichen Ledertuch.

Mehl

wird im Haushalt auch als Putzmittel verwendet: Es macht Metall glänzend. Tragen Sie Mehl mit einem Lappen auf und bearbeiten Sie die metallene Fläche.

Messer

schleifen: Reiben Sie die Schneidfläche mit einer kaputten Sicherung ab.

Nagelfeile

wird mit Leukoplast sauber. Kleben Sie den Streifen auf, lassen Sie ihn einige Minuten liegen und ziehen Sie ihn dann ab. Die Nagelfeile ist wieder sauber, denn der Schmutz haftet am Klebeband.

Plisseeröcke

werden auf Reisen nicht verdrückt und nehmen wenig Platz ein, wenn Sie sie in einer Papprolle aufbewahren.

Porzellan

wird wieder glänzend: Tauchen Sie einen weichen Lappen in kristallisierte Zitronensäure (in Drogerien erhältlich) und polieren Sie damit die matten Flächen.

Reißverschlüsse

klemmen nicht und bleiben nicht stecken: Reiben Sie sie von Zeit zu Zeit mit trockener Kernseife ein.

Rosen

halten sich besonders lang frisch: Stecken Sie die Blumen einen Tag lang in frisches Wasser, trocknen Sie den Stiel gut und streichen Sie heißen Siegellack auf. Entfernen Sie jetzt alle Stacheln, die im Wasser stehen. Wechseln Sie täglich das Blumenwasser.

Schlüssel

mit zu langem Bart kann gekürzt werden. Halten Sie den Bart so lange über eine offene Flamme, bis er rußig ist, stecken Sie ihn ins

Schloß und versuchen Sie, umzudrehen. Ziehen Sie den Schlüssel heraus, wenn Sie auf Widerstand stoßen. Am Ruß erkennen Sie, wo Sie den Bart abfeilen müssen. Feilen Sie vorsichtig so lange, bis der Schlüssel paßt.

Schnittblumen

verwelkte, werden vorübergehend wieder frisch: Geben Sie in das Blumenwasser eine Tablette Aspirin.

Praktische Haushaltsschürze

Nähen Sie auf ihre halbe Schürze breite, durchgehende Taschen. In diese können Sie alles stecken, was Ihnen beim Aufräumen unterkommt. Sie eignet sich dann auch bestens als »Klammerschürze« beim Aufhängen der Wäsche.

Haben Sie in Ihre Schürze beidseitig je eine große Tasche genäht, so können Sie in die eine Tasche alle Putzmittel geben, und die andere mit Bürsten und Lappen volladen. Sie ersparen sich dadurch unnötiges Gehen.

Schwämme

Normalverschmutzte Schwämme in starkem Salzwasser oder Boraxlösung auswaschen. Glitschige in Salmiaklösung legen und mit Zitronensaft auswaschen.

Silber und Silberbesteck

Soll es nicht anlaufen? Dann reiben Sie es mit Glyzerin dünn ein und schlagen Sie jedes einzelne Stück in Seidenpapier.

Stoffe

werden so auf Farbechtheit geprüft: Stoff befeuchten und mit einem Blatt Seidenpapier kräftig abreiben. Der Stoff ist farbecht, wenn das Papier weiß bleibt.

Strohhüte

werden sauber: Zitronensaft und klares Wasser zu gleichen Teilen
mischen, Strohhut damit gut abbürsten. Die Bürste muß weich sein.
Befeuchten Sie den Strohhut nur sehr wenig, arbeiten Sie sofort mit
einem sauberen, trockenen Tuch nach und lassen Sie den Hut im
Schatten trocknen.
Farbige Strohhüte werden mit Salatöl, das Sie mäßig aufpinseln, auf-
gefrischt.

Vasen

Hohe Vasen mit engem Hals werden sauber, wenn Sie Eierschalen
zerkleinern, zusammen mit Wasser und Spülmittel oder mit Essigwasser einfüllen, Vase gut schütteln und mit klarem Wasser nachspülen.

Wasserhahn

Wenn der Wasserhahn tropft, können Sie vorübergehend Abhilfe
schaffen: An den Hahn einen dicken Wollfaden knoten und ihn nach
unten hängen lassen. Bis der Schaden fachmännisch behoben ist,
werden Sie vom Abtropfen des Wassers nicht mehr belästigt, denn es
geschieht geräuschlos.

Weihnachtsbaum

bleibt länger frisch: Baum einige Tage in einen Kübel mit frischem
Wasser stellen. Fügen Sie etwas Glyzerin zu. Anschließend Schnitt-
stelle mit Siegellack versiegeln und wie üblich aufstellen.

Wasserdichte Wollhandschuhe

erhalten Sie, wenn sie ca. zehn Stunden in essigsaure Tonerde gelegt
und naß im Freien aufgehängt werden.

Zahnputzgläser

Der Belag an Zahnputzgläsern wird entfernt, wenn Sie dem Spülwasser etwas Essig beifügen.

Zimmergeruch

Muffigen Zimmergeruch können Sie so beseitigen: Ein Gefäß mit kochendem Wasser aufstellen, in das Sie etwas Terpentinöl gießen (1 Liter Wasser: 1 Teelöffel Terpentinöl).

Zitronensaft

Wenn Sie nur 3 Tropfen brauchen – stechen Sie mit dem Zündholz oder Zahnstocher in die Schale ein kleines Loch. Der Saft läßt sich tropfenweise auspressen. Verschließen Sie das Loch wieder mit einem Klebeband oder einem kleinen Streifen Leukoplast.

Stichwortverzeichnis

157